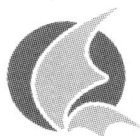

中等职业教育国家规划教材
全国中等中医药教材建设指导委员会审定

中 药 化 学

（中药专业）

主　　编　宋桂荣

编　　委　（以姓氏笔画为序）
　　　　　冯维希　江崇湖
　　　　　张　杰　徐丽萍

主　　审　林翠英

中国中医药出版社
·北　京·

图书在版编目（CIP）数据

中药化学/宋桂荣主编．—北京：中国中医药出版社，2003.2（2021.2重印）
中等职业教育国家规划教材
ISBN 978-7-80156-404-7

Ⅰ. 中…　Ⅱ. 宋…　Ⅲ. 中药化学—专业学校—教材　Ⅳ.R284

中国版本图书馆 CIP 数据核字（2002）第 099864 号

中 国 中 医 药 出 版 社 出 版
北京经济技术开发区科创十三街 31 号院二区 8 号楼
邮政编码：100176
传真：64405721
三河市同力彩印有限公司印刷
各地新华书店经销
*
开本 787×1092　1/16　印张 9.75　字数 232 千字
2003 年 2 月第 1 版　2021 年 2 月第17次印刷
书　号　ISBN　978-7-80156-404-7
*
定价：28.00 元
网址　www.cptcm.com

社长热线　010 64405720
读者服务部电话：010 64065415　010 84042153
书店网址：csln.net/qksd/

中等职业教育国家规划教材

出版说明

为了贯彻《中共中央国务院关于深化教育改革全面推进素质教育的决定》精神，落实《面向 21 世纪教育振兴行动计划》中提出的职业教育课程改革和教材建设规划，根据教育部关于《中等职业教育国家规划教材申报、立项及管理意见》（教职成［2001］1 号）的精神，教育部职业教育与成人教育司组织力量对实现中等职业教育培养目标和保证基本教学规格起保障作用的德育课程、文化基础课程、专业技术基础课程和 80 个重点建设专业主干课程的教材进行了规划和编写，从 2001 年秋季开学起，将陆续提供给各类中等职业学校选用。

中药专业作为教育部确定的 80 个重点建设专业之一，主干课程共计 15 门，其中 12 门为国家规划教材，《市场营销》《中成药知识》《中药化学》3 门课为国家中医药管理局中等中医药规划教材，供全国中等中医药学校中药专业使用。新教材全面贯彻素质教育思想，从社会发展对高素质劳动者和中初级专门人才需要的实际出发，注重对学生的创新精神和实践能力的培养。新教材在理论体系、组织结构和阐述方法等方面均作了一些新的尝试。

希望各地、各部门积极推广和选用本套规划教材，并在使用过程中，注意总结经验，及时提出修改和建议，使之不断完善和提高。

国家中医药管理局科技教育司

二〇〇二年十月

编 写 说 明

中药化学课是中等职业学校中药专业的一门专业课程。

现根据国家教委对中专学制调整以及对中等职业教育培养目标的要求,对《中药化学》教材的体系和内容进行了重新构架,以使本课程教材具有较强的科学性、实用性、适用性,并符合我国国情,体现中等职业教育的特色。

本教材的特点体现在教材内容采用模块式的框架结构,包括理论知识基础模块、选用模块和实践性教学模块(含基本实验、选做实验)。课时重点放在基础模块和实践性教学模块。基础模块和基本实验是中药专业各方向在教学中都应该完成的内容;选用模块和选做实验(教材目录中以 * 表示)各校可根据学生所学专业及其专门化的要求方向和地方特点,在教学和实验中选择使用。编写内容以中等职业学校中药专业的主要专业课和面向的职业岗位群所需要的基本知识、基础理论和基本技能为出发点,以够用为度,淡化了学科的系统性,减少了与培养目标不相适应的部分,如原理推导、中药化学成分的结构鉴定等内容。为了便于学生自学,教材每章编写了[思考与练习]及含此类成分的常用中药,主要章节安排实验教学,强化了理论与实际的联系,提高了学生的创新能力和实践能力,体现了以能力为本位的职业教育观念。教材重点阐述了中药化学成分提取、分离的基本知识;生物碱、苷类、挥发油等主要类型的基本结构、理化性质及提取、分离、检识的基本理论和操作要点等。

在编写这部教材时,力图反映最新的学科动态,以适应教学和实践的需要。本教材由宋桂荣任主编,负责大纲的拟定和全书的统稿工作,并编写第一、二章;张杰编写第三章及实验须知;江崇湖编写第四、六、七章及附录;冯维希编写第五、十二章;徐丽萍编写第八、九、十、十一、十三章;实验部分分别由相关各章编写人员编写。本教材插图主要由高媛绘制,在此表示感谢。

编写中参考了一些有关本学科的最新著作和文献,在此向有关著述者表示感谢!

由于水平有限,加之时间仓促,书中难免有疏漏、不当之处,敬请专家学者和广大师生批评指正。

借本教材成书之机,谨向为审定教材付出辛勤劳动的主审及关心、支持本教材编写的专家、领导和同仁表示衷心的感谢。

编者

2002 年 9 月

目　　录

第一章 绪 论

第一节 中药化学的任务和研究对象

中药化学是一门结合中医中药基本理论，运用现代化学理论和方法，研究中药化学成分的学科。根据本专业的培养目标，本门课程主要要求学生掌握中药有效成分的理化性质、提取、分离、检识的基本理论和操作要点，了解中药各类化学成分结构特征和分类、外界条件对这些成分含量的影响及化学成分的结构与中药药性之间的关系等的基本理论。为进一步学习相关专业知识和职业技能，提高全面素质，增强适应职业变化的能力打下一定的基础。

中药是我国传统防病治病的重要武器，在人类与疾病作斗争的长期实践中，通过以身试药积累了丰富的用药经验，是中医药学中的一个重要组成部分。不仅在我国甚至在世界上都享有很高的声誉。我国幅源辽阔，自然条件优越，蕴藏着丰富多样的药材资源，对人民的医疗保健、疾病防治及康复发挥了巨大的作用。随着科学技术的进步，中药在疑难病症的预防及治疗方面占有重要的地位。

中药发挥药效的物质基础是它的化学成分。而一种中药中往往含有结构、性质、作用不同的多种成分。如麻黄中就含有麻黄碱、伪麻黄碱、挥发油、淀粉、树脂、叶绿素等多种成分。其中麻黄碱具有止咳、平喘的作用，挥发油具有发汗散寒作用，所以麻黄碱与挥发油是麻黄中起治疗作用的成分。淀粉、树脂、叶绿素等认为是无效成分。搞清楚中药中的化学成分，可指导中药制剂制备及剂型改革，提高中药的临床疗效。但目前中药中特别是中药传统制剂中真正搞清楚有效成分的品种不多，多为一般成分或有一定生理活性的成分，因此中药化学任重而道远。

第二节 学习中药化学的目的和意义

一、有利于探索中药防病治病的作用机理

过去是以身试药证明药性，随着科学技术的进步，现在可以用现代化的手段探索中药防病治病的作用机理。而研究的第一步工作，就要运用中药化学的理论知识，将中药中的有效成分提取出来，确定其化学结构。然后才可应用药理学的知识研究其在体内的吸收、代谢、分布、排泄以及各种药理作用，从而阐明中药防病治病的作用机理。

中医中药历史悠久且经久不衰，是有赖于它的内在科学性。中医用药的原则是"辨证论

治"，所以有"同病异治"和"异病同治"等法则。就中药的"性"而言，又有"热者寒之"，"寒者热之"等用药原则。这就可以认为诸多热性药和寒性药中，必然有相关的化学成分。运用中药化学的知识与技能，搞清这些成分的结构，并进一步归纳分析，再结合药理实验，即可阐明寒性或热性药的物质基础。以此类推即可归纳出各类中药的相关成分。这对探索中医药学理论具有重要的意义，同时可推动具有中药特色的新药的研制。

二、改进药物剂型、提高临床疗效

中药传统的剂型有丸剂、散剂、膏剂、丹剂等，这些剂型安全性好，疗效稳定，但是这些剂型服用剂量大、疗效慢、服用困难，降低了其在市场上的竞争力。利用现代化的手段，改革剂型以减少服用剂量、提高药物的疗效，使中药达到高效、速效、安全、服用剂量小、服用和携带方便等。如将藿香正气水改制成藿香正气软胶囊，降低了服用剂量，避免了服用时的不良气味，使患者乐于接受，增强了产品的竞争力。将安宫牛黄丸改为针剂，可用于多种原因引起的昏迷和抽搐，使产品达到了高效。在进行剂型改革时，必须了解制剂中每种中药的有效成分，并针对其性质的不同，用不同的方法进行提取，以降低制剂的剂量，提高临床疗效。

三、有利于控制中药和中药制剂的质量

控制中药和中药制剂的质量是保证其充分发挥药效的关键。中药能发挥治疗作用，在于其所含成分的含量。而中药成分的含量往往受到其产地、采集时间、储存条件、品种变异或退化等各种自然因素及人为因素的影响。因此，中药的品质优劣存在着很大的差别，各类中药制剂的质量和临床疗效也有很大的差别。三月茵陈四月蒿就说明了不同的采集时间对中药质量的影响。如中药麻黄，夏季其所含的具有止咳、平喘的有效成分麻黄碱较少，从夏季至八九月含量逐渐升高至顶峰，随后含量逐渐降低。如果制备剂型时单以麻黄的重量为标准，不以麻黄碱的含量为依据，将影响临床疗效。所以，在制备不同剂型时，不能以药材的重量为标准，必须以中药中成分的含量为依据，以保证制剂的质量。目前控制中药和中药制剂质量的重要手段就是用化学方法，对中药中的有效成分进行定性检查和含量测定。《中华人民共和国药典》2000 版（以下简称《药典》）对所收载的中药和中药制剂规定了有效成分的含量及含量测定方法，以保证中药和中药制剂的质量。

四、提供中药炮制的现代科学依据

中药炮制是根据中医辨证用药、制剂的不同要求、药物调配等的需要发展起来的一项传统制药技术。其通过各种方法处理药材，以提高药材的疗效，降低毒副作用，便于药材的储存、服用、改变药材的药性等。中药各种炮制方法都与中药中所含成分的质与量有关，都会影响到中药的性能和治疗效果。另外，中药通过炮制可以发挥多方面的作用。如大黄，经过酒炒，泻下作用减弱，增强了清热、消炎的作用；经酒炖或酒蒸则具有活血化瘀的作用；大黄炭则适用于体内出血；石灰制的大黄则适用于外伤出血。这说明一种药物经过不同的炮制可以发挥因人而异、因病而异的疗效。

另外，通过比较中药炮制前后化学成分的变化，结合药理与临床，将有助于阐明炮制的

原理，改进传统炮制的方法，选择更合理的炮制方法，丰富炮制内容。如中药马钱子中含有毒性成分士的宁，沙烫可破坏士的宁的环而消除毒性保留活性。中药大黄中所含的大黄酸、大黄素甲醚、大黄素以游离的形式存在时其抗菌、消炎的作用较强。因此，采用酒制使其中以苷的形式存在的成分分解成游离的形式，增加了大黄中游离大黄酸、大黄素甲醚、大黄素的含量，以增强其抗菌、消炎的作用。

五、扩大药源、开发新药

当从中药中分离出一种有效成分后，可根据该成分的化学结构和性质，进一步寻找挖掘新的含有该有效成分的药用资源，以扩大药源，利于药物生产。如小檗碱是黄连中的有效成分，具有抗菌消炎的作用。但黄连生长缓慢，药源缺乏，不宜作为提取小檗碱的原料。根据小檗碱的理化特性，人们发现小檗科、防己科、芸香科等许多植物中都含有小檗碱，为小檗碱的提取开辟了广阔的药用资源。目前用于提取小檗碱的主要原料是三颗针、黄柏等植物。一般可根据植物的亲缘关系，在同属或同科植物中进行寻找，以扩大药源。

综观国内外创制新药的近况，途径之一就是从天然药物中提取化学成分，经药理、临床试验确定其疗效，然后制成各种制剂供临床应用。也可根据它们的结构进行人工合成或通过改变有效成分的化学结构，增强疗效，降低毒副作用，探索创制高效低毒的新药。如吗啡镇痛作用的合成代替品——度冷丁，保留了吗啡中镇痛有效的结构部分，降低了吗啡的成瘾性。

第三节 中药化学研究概况

中药的起源与发展是与人类求生存分不开的。人类在寻找食物的同时也发现了药物。因此中药与人类的饮食有密切的关系，可以说药食同源。同时中药本身就是经过长期若干代人同疾病作斗争亲身体验、筛选证实有效而保留下来的。因此从中药中寻找有效成分的命中率很高，国内外科学家已愈来愈重视对中药的研究。

中药化学成分的提取分离，在我国古代就有记载，如明代李梴的《医学入门》（1575年）及明代李时珍的《本草纲目》中，均记载了用发酵法从中药五倍子中得到没食子酸的过程。《医学入门》中记有"五倍子粗粉，并矾、曲和匀，如作酒曲样，入瓷器遮不见风，后生白取出"。《本草纲目》中记有"看药上长起长霜，药则已成矣"。其中"生白"、"长霜"均为没食子酸生成之意，是世界上最早制得的有机酸。从药用植物中提取有效成分的科学研究，开始于19世纪初，法国药学家Derosone、德国药学家Serturner先后从鸦片中分离得到镇痛药吗啡后，不断有人从药用植物中分离得到有效成分。如从金鸡纳树皮中分离出辛可宁碱和奎宁碱；从不同植物中分离得到阿托品、咖啡因、可待因、麻黄碱、茶碱、吐根碱、毛果芸香碱、芦丁、甘草皂苷等，这些成分可直接用于治疗，是目前临床常用的药物。至20世纪，随着科学技术的发展，许多有活性低含量的成分自植物中分离成功。如20世纪50年代初，从印度民间草药萝芙木中获得了抗高血压的有效成分利血平；20世纪50年代末从长春花中发现了抗癌成分长春碱和长春新碱；20世纪70年代从美登木中分离得到高活性低含量的抗癌成分美登木碱。从此，从天然产物中寻找有效成分的工作，在国际上引起了普遍重视。

近几十年，随着分离、分析技术和方法及波谱技术的不断发展，为中药有效成分的研究提供了先进的手段，加快了研究的速度，提高了研究水平，使有效成分的研究向快速、微量方向发展。现在人们已从研究常量、易得的成分转向微量甚至超微量的活性成分，包括水溶性的、不稳定的成分及生物体内源性生理活性物质，希望从中发现新的化合物或新的骨架类型。

我国医药科学工作者在中药有效成分的提取、分离、结构测定、药理作用等方面，也取得了显著的成绩。在某些方面，如抗癌有效成分方面的研究已比较深入。科学工作者从喜树根及果中分离得到喜树碱等十多种成分，其中10-羟基喜树碱对多种动物肿瘤的作用明显强于喜树碱，且毒性较小；存在于秋水仙属植物鳞茎和种子中的秋水仙碱对乳腺癌有一定的疗效；莪术挥发油用于治疗宫颈癌。

虽然我国科学工作者在中药化学研究方面及中药化学对新药的开发、中药炮制、中药制剂、中药质量标准的制定等的指导方面取得了一定的成绩，但研究的深度和广度还不能满足实际生产的需要。今后仍将以活性为指标追踪化学成分的分离；运用 HPLC（高效液相色谱）、GC（气相色谱）、MS（质谱）、NMR（核磁共振谱）、X 线单晶衍射等一批近代分离技术分离低含量、稳定性差、水溶性强的活性成分；在进行单味药化学成分的研究基础上，积极进行中药复方化学成分的研究。

我国有着丰富的药材资源，在临床应用方面有丰富的经验，随着现代分离分析设备、新材料、新试剂、新技术的应用，我国的中药化学研究一定能赶超发达国家的水平，相信在 21 世纪中药化学的研究成果一定能为人类作出更大的贡献。

【思考与练习】

1. 中药化学的定义及研究范围。
2. 学习中药化学的目的及意义。
3. 中药化学的研究概况。

第二章　中药化学成分及其提取分离

第一节　中药中各类化学成分

　　中药来源于动物、植物和矿物，以植物药材为主。植物在生长时期新陈代谢过程中，形成和积累了种种化学物质。往往一种中药就含有许多的化学成分，但并不是所有的化学成分都具有防治疾病的作用。通常将具有明显生物活性或医疗作用的成分称为有效成分。有效成分应是单体化合物，能用一定的分子式、结构式表示，具有一定的熔点、沸点、旋光度、溶解度等理化常数。如果尚未提纯成单体化合物，即含有有效成分的混合物，常称为有效部位或有效部分。而与有效成分共存的其他成分，则视为无效成分。在多数情况下，把中药中含有的比较特殊的化学成分，如生物碱、黄酮类、蒽醌类、香豆素类、强心苷、皂苷、挥发油等视为有效成分；而把中药中所普遍含有的化学成分，如糖类、蛋白质、鞣质、树脂、色素等视为无效成分。有效成分与无效成分的划分不是绝对的，而应该是相对的、有条件的，是根据某一种中药所表现出的某一疗效而定的。一种中药往往有多种临床用途，因此，其有效成分可以有一个，也可以有几个，即使同一类化学成分，例如鞣质，在多数中药中，含量较少对治疗疾病不起作用，视为无效成分。而在地榆、五倍子中含量较高，具有收敛、止血和抗菌消炎作用，而视为有效成分。另外，一些原来认为是无效的成分，例如某些多糖、蛋白质，随着科学发展，发现它们分别具有抗癌、引产等活性，而列为有效成分。

　　中药中所含的化学成分很复杂，有的我们已有所认识，有的还认识不够，甚至完全没有认识。因此，要想研究一味中药的有效成分，首先要了解中药中大致含有哪些类型的化学成分。在此，只是对一些常见类型的中药化学成分理化性质作一简单介绍，有关主要类型的详细内容可参见本书有关章节。

一、生物碱

　　生物碱是一类存在于生物体内含氮的有机化合物，多具有类似碱的性质，能与酸结合成盐。游离的生物碱多不溶或难溶于水，能溶于乙醇、氯仿、丙酮、乙醚和苯等有机溶剂中。而生物碱盐类，尤其是无机酸盐和小分子有机酸盐则多易溶于水和醇，不溶或难溶于亲脂性有机溶剂。生物碱多具有特殊而显著的生物活性，是中药中一类重要的有效成分。

二、苷类

　　苷又称甙、配糖体，是一类可用稀酸或酶水解后产生糖和非糖两部分的化合物。非糖部分称为苷元或甙元。苷元的结构类型较多，如黄酮类、蒽醌类、香豆素类等。苷的性质及生物活性主要取决于苷元部分。苷类多有一定的亲水性，可溶于水和醇，有的可溶于乙酸乙酯，难溶于乙醚或苯；苷元大多可溶于有机溶剂而难溶于水。苷在中药中广泛存在，种类繁多，是一类重要的有效成分。

三、挥发油

挥发油又称芳香油、精油，是存在于植物体内的一类可随水蒸气蒸馏出来的，与水不相混溶的挥发性油状液体。凡是有香味的中药，几乎都含有挥发油，如薄荷、桂皮、荆芥、紫苏、砂仁、川芎等等。

挥发油多为无色或淡黄色透明状液体，具有香味，常温下能挥发；易溶于大多数有机溶剂，极微溶于水。

挥发油具有一定的生物活性，在临床上具有多方面的医疗作用，如止咳、祛痰、发汗、解表、祛风、镇痛、健胃、抗菌等，是一类重要的有效成分。

四、糖类

糖类是中药中最普遍存在的一类成分，是植物光合作用的主要产物。根据其分子水解的情况，糖类可分为单糖、低聚糖、多糖及其衍生物。

（一）单糖和低聚糖

单糖和低聚糖主要是葡萄糖、果糖、蔗糖、乳糖及一些特殊的去氧糖。它们少量地存在于大多数植物体内，而以有甜味的果实、根和根茎中含量较多。单糖、低聚糖多易溶于水，可溶或微溶于乙醇，不溶于乙醚、氯仿等有机溶剂。在中药中它们有的以游离状态存在，有的与非糖结合成苷存在。

（二）多糖及其衍生物

多糖通常是由 10 个以上的单糖脱水而形成的高聚物，故水解后能生成多分子的单糖。中药中的多糖主要有淀粉、菊糖、树胶、果胶、粘液质等。这些多糖已经失去一般糖的性质，多不溶于水，有的即使溶于水，也只能生成胶体溶液，不溶于有机溶剂。树胶、果胶、粘液质均为含有糖醛酸的粘多糖，其羧基多与钙、钾、镁结合成盐而存在于植物体内。

糖类多无生物活性，常被视为无效成分。作为杂质时的除去方法有：

1. 单糖可用透析法除去。
2. 低聚糖、多糖可用乙醇沉淀法除去。
3. 果胶、树胶、粘液质可用铅盐、钙盐沉淀法除去。

五、氨基酸、蛋白质和酶

1. 氨基酸：氨基酸是广泛存在于生物体内的一种含有氨基的羧酸。中药中的氨基酸多为 α-氨基酸。氨基酸可溶于水和稀醇，难溶于有机溶剂。因有酸碱两性，能成内盐，在等电点时溶解度最小。

2. 蛋白质和酶： 蛋白质是 α-氨基酸通过肽键结合而成的高分子化合物。酶是生物体内具有催化能力的特殊蛋白质。蛋白质多能溶于水成胶体溶液，不溶于浓醇和其他有机溶剂。蛋白质性质不稳定，在酸、碱、热或某些试剂作用下可发生变性反应而沉淀。

中药中存在的氨基酸、蛋白质多无医疗价值，在提取有效成分时，应将其除去。常用的除去方法有乙醇沉淀法、铅盐沉淀法或调节等电点等。

六、树脂

树脂通常存在于植物组织的树脂道中，当植物受伤后分泌出来，暴露于空气中干燥形成一种无定形的固体或半固体物。树脂与树胶不同，不是糖类化合物，而是一类化学组成较复杂的混合物，包括树脂酸类、树脂醇类和树脂烃类。树脂在植物体内大多与挥发油、树胶、有机酸等混合存在。与挥发油混合存在的称为油树脂，如松油脂；与树胶混合存在的称为胶树脂，如阿魏、没药；与有机酸混合存在的称为香树脂，如松香、安息香；与糖结合成苷的称为糖树脂，如牵牛子脂。

树脂质脆易碎，受热时先变软而后溶融，最后成为具有粘性的液体，燃烧时产生浓烟及明亮的火焰。树脂不溶于水，可溶于乙醇、乙醚、丙酮、氯仿等有机溶剂；酸性树脂可溶于碱性溶液中，加酸后又会析出沉淀。

树脂在植物界分布很广泛，但仅有少数作为药用，如阿魏是镇静驱风药；乳香、没药有兴奋、收敛、防腐作用；藤黄有抗癌活性；血竭可治跌打损伤、疮疡不敛等。绝大多数中药中树脂的含量低，无医疗价值。一般在提取中药有效成分时，少量树脂的存在会影响有效成分的提纯，可将其除去。常用的除去方法有：醇溶水沉法、碱溶酸沉法、有机溶剂萃取法和活性炭吸附法。

七、鞣质

鞣质又称鞣酸、单宁，是一类存在于植物体内分子较大、结构复杂的多元酚类化合物。鞣质可溶于水、乙醇、丙酮、乙酸乙酯中，不溶于无水乙醚、氯仿、苯、石油醚，但可溶于乙醇－乙醚混合液。鞣质能与蛋白质、重金属盐、生物碱等结合成不溶性物质。多数中药中含有少量鞣质，多视为无效成分，需将其除去。加足量的明胶溶液或铅盐、钙盐均可沉淀鞣质。还可用聚酰胺吸附法或醇溶液调 pH 值等除去鞣质。

八、有机酸

有机酸是植物体内含有羧基的一类化合物。凡具有酸味的中药中大多含有有机酸。它们在植物体内除少数以游离态存在外，一般都与钾、钙、镁等金属离子或生物碱结合成盐。高级脂肪酸能与甘油结合成脂肪或与高级醇结合成蜡。一般低级脂肪酸易溶于水和乙醇，难溶于亲脂性有机溶剂；高级脂肪酸及芳香酸较易溶于有机溶剂而难溶于水。有机酸盐一般能溶于水而难溶于有机溶剂。在含有机酸的提取液中加入氢氧化钡或氢氧化钙能生成钡盐或钙盐沉淀；若加入醋酸铅或碱式醋酸铅溶液时，则生成铅盐沉淀。

除以上成分外，还有一些其他的成分存在于植物体内，如油脂和蜡、脂溶性色素（主要指叶绿素）等。它们不溶于水，可溶于有机溶剂。而植物中的无机成分则可溶于水不溶于有机溶剂。它们在中药中多无医疗作用，故可根据溶解性将其作为杂质除去。

在中药有效成分的提取、分离过程中，各类化学成分的溶解性很重要，现将其在常见溶剂中的溶解性归纳于表 2-1。

表 2-1 　　　　　　　　　　　　　　各类化学成分的溶解性

成分类别	水	亲水性溶剂	亲脂性溶剂
游离生物碱	－（有例外）	＋	＋
生物碱盐	＋	＋	－
苷	＋	＋	－
苷元	－	＋	＋
挥发油	极微溶	＋	＋
单糖、低聚糖	＋	＋或±	－
淀粉	－（热＋）	－	－
树胶、果胶、粘液质	＋	－	－
氨基酸	＋	±	－
蛋白质、酶	＋（热－）	－	－
树脂	－	＋	＋
鞣质	＋	＋	－
低级脂肪酸	＋	＋	＋
高级脂肪酸、芳香酸	－	＋	＋
有机酸盐	＋	－	－
油脂和蜡	－	＋	＋
脂溶性色素	－	＋	＋
无机成分	＋或－	－（稀＋）	－

注：＋表示溶解；－表示不溶；±表示难溶或部分溶解。

上述各类化学成分的溶解性是纯成分在纯溶剂中的溶解性，中药中各类成分的溶解性受中药中同时共存的其他成分的影响，如淀粉可使酚类化合物的溶解度增大。因此在实际工作中应根据中药中所含化学成分的具体情况灵活选用溶剂进行提取。

第二节　中药化学成分的提取

中药中所含的化学成分十分复杂，要研究和利用中药化学成分，必须将它们从中药中提取出来。提取一般是指用适宜的溶剂和适当的方法，将有效成分从原药材中提出的过程。提取方法设计合理，操作正确，不但能将有效成分充分提出，而且有利于以后精制、分离及提高成品质量。提取方法主要有溶剂提取法，其次还有水蒸气蒸馏法、升华法等。

一、溶剂提取法

溶剂提取法是根据中药中各成分溶解度的性质，选用对有效成分溶解度大，对无效成分溶解度小的溶剂，将有效成分从药材组织内尽可能地溶解出来的方法。溶剂提取法是实际工作中应用最普遍的方法。

运用溶剂提取法的关键，是选择适宜的溶剂。提取溶剂的选择，主要依据被提取的有效成分和与其共存杂质的性质以及溶剂的极性来考虑，同时要注意到溶剂价廉、易得、使用安全、浓缩方便等特点。

（一）提取溶剂

中药化学成分在溶剂中的溶解度直接与溶剂的性质有关。溶剂可分为水、亲水性有机溶剂和亲脂性有机溶剂。这种亲水性和亲脂性的强弱与化合物的结构直接有关。在多数情况下凡化合物与水的结构相似，就具有亲水性；与油脂的结构相似，就具有亲脂性。水的结构特点是分子小，具羟基，极性大；油脂的结构特点是分子大，极性小。各种溶剂都有一定程度的亲水性或亲脂性。

1. 亲水性有机溶剂：一般指分子小、有羟基、极性较大、与水的结构相似、能与水任意混溶的有机溶剂，常见的有甲醇、乙醇、丙酮。

2. 亲脂性有机溶剂：一般指分子较大、碳链增长、极性部分减小、与水的结构相差较远、不能与水任意混溶的有机溶剂。常见的有乙酸乙酯、乙醚、氯仿、苯、石油醚等。这类溶剂多是卤烃类或烃类，它们与水互溶达到饱和状态后便与水分层。

一些常见溶剂的亲水性或亲脂性的强弱顺序表示如下：

←——— 亲水性增强，亲脂性减弱

水、甲醇、乙醇、丙酮、乙酸乙酯、乙醚、氯仿、苯、石油醚

———→亲脂性增强，亲水性减弱

表 2-2 常用溶剂主要物理性质

溶剂名称	比重	沸点	在水中溶解度
石油醚	0.7	30～60 60～90 90～100	不溶
苯	0.879	80.1	0.08
氯仿	1.484	61.2	1.0
乙醚	0.713	34.6	7.5
乙酸乙酯	0.902	77.1	8.6
正丁醇	0.810	117.7	9.0
丙酮	0.792	56.3	混溶
乙醇	0.789	78.4	混溶
甲醇	0.791	64.6	混溶
水	1.00	100	

同样，不仅溶剂有亲水性、亲脂性的区别，被溶解成分也有亲水性及亲脂性的不同。所以也可以通过对中药成分的结构分析去估计它们的亲水性或亲脂性强弱，以及可选用的溶剂。一般来讲，分子较小，结构中羟基数目多（极性基团多）亲水性就强。如果两种成分的基本母核相同，它们的极性大小可由分子中功能基进行分析。分子中功能基的极性大或极性功能基多，整个分子的极性也大，亲水性强，亲脂性弱；反之，非极性功能基多或碳链长则亲脂性强，亲水性弱。例如葡萄糖、蔗糖等分子较小的多羟基化合物，具有强亲水性，极易溶于水，就是在亲水性比较强的乙醇中也难于溶解；淀粉虽然羟基数目多，但分子太大，已失去一般糖的性质，难溶于冷水。苷类的分子中结合有多羟基糖，增大了苷的亲水性，故苷比苷元的水溶性大。多数游离生物碱是亲脂性化合物，与酸结合成盐后，能够离子化，加强了极性而成为亲水性化合物。鞣质是多元酚类，为亲水性化合物。油脂、挥发油、脂溶性色素均为脂溶性成分。

一般说来，只要中药成分的亲水性或亲脂性与溶剂的此项性质相当，就会在其中有较大的溶解度，即所谓"相似相溶"的经验规律。这就是选择适宜溶剂从中药中提取有效成分的主要依据。

（二）溶剂提取过程

提取过程是指溶剂进入药材组织，溶解其中化学成分，并将其提出的过程。当溶剂加入到粉碎的药材中时，首先药材被溶剂湿润。由于扩散、渗透作用使溶剂逐渐通过细胞壁进入到细胞内。溶剂在细胞内溶解了大量的可溶性物质，造成了细胞内外的浓度差而产生了渗透压。在渗透压的作用下，细胞内的浓溶液不断地向外扩散，细胞外的溶剂又不断渗透进入细胞内，可溶性物质不断被溶解出来。如此不断的多次往返，直至细胞内外溶液浓度相等，即达到动态平衡。

（三）常用的提取方法

提取方法的选择，要从溶剂的性质及被提取成分的稳定性来考虑。

1. 浸渍法：将药材粗粉置于有盖的容器中，加入适量的溶剂（水或有机溶剂）以能浸透药材，稍有过量为度，并经常振摇或搅拌，每次浸泡一日以上，倾取上清液过滤。药材再加入适量的溶剂浸泡 2～3 次，使有效成分大部分浸出。合并浸出液，浓缩后可得提取物。本法多在室温下进行，适用于遇热易分解破坏成分以及含多糖较多药材的提取。本法操作简便，但溶剂用量大，提取时间长，提取效率不高，水提取液易发霉变质，必要时应加适量防腐剂。

2. 渗漉法：将药材粗粉中加入适量的溶剂，湿润、膨胀后，均匀地装于渗漉筒内，在渗漉筒的上端不断添加溶剂，使其渗过药粉，溶出可溶性成分，并随溶剂从渗漉筒下口流出的一种提取方法。

渗漉法所用溶剂多为不同浓度的乙醇或水，不宜用低沸点易挥发的有机溶剂。在室温下提取，适用于有效成分遇热易分解破坏及含多糖成分较多药材的提取。提取效率较浸渍法高，提取成分较完全，但溶剂用量大、提取时间长是其缺点。

实验室用渗漉筒多为圆锥形有下口的容器。（见图2-1）

3. 煎煮法：将中药饮片或粗粉置适当容器中，加水浸过药面，直火加热提取2～3次，每次煎煮的时间可根据药材量及质地而定。在煎煮过程中要注意不断搅拌。少量药材煎煮可用砂锅、搪瓷器具，大型生产可用不锈钢罐、夹层汽锅、铜锅，忌用铁锅或铁器。本法操作简便易行，提取效率较冷浸法高，可溶出大部分有效成分，但提取液中水溶性杂质相对也多。适用于有效成分可溶于水，遇热不易分解破坏成分的提取。但含多糖较多的药材过滤较困难；含挥发性成分的药材不宜用。

4. 回流提取法：当用有机溶剂加热提取时，则需采用回流加热装置，以避免溶剂挥发损失。少量药材可置圆底烧瓶内，大量药材装在适当的容器内，上方接通冷凝器，置水浴上加热回流提取。一般需要提取3次，合并提取液，浓缩，即得提取物。本法适用于有效成分可溶于有机溶剂，遇热不易分解破坏成分的提取。较浸渍法、渗漉法省时间，效率较高。但缺点是溶剂用量大，操作较麻烦。

图2-1　渗漉装置

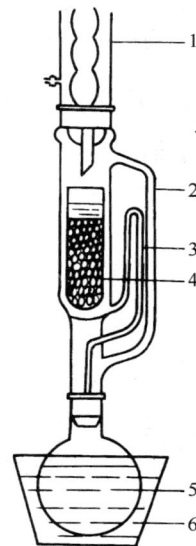

5. 连续回流提取法：为弥补回流提取法溶剂用量大，操作较麻烦的不足，可采用连续回流提取法。其优点是可用较少的溶剂，一次提取便可提取完全。实验室内常用的设备是索氏提取器。索氏提取器由三部分组成，上部是冷凝管，中部是装有药材并带有虹吸管的提取器，下部是装溶剂的烧瓶。将药材装于滤纸袋，放入提取器内，高度不得超过虹吸管的顶端。烧瓶内溶剂在水浴上加热汽化，蒸气通过提取器旁的蒸气上升管，在冷凝管冷却成液体，滴入提取器内，对药材进行浸泡提取。提取器内溶剂液面超过虹吸管高度时，因虹吸作用，可将提取器内溶液全部虹吸流入烧瓶内，完成了对药材的一次浸泡提取。烧瓶内溶剂继续受热汽化、冷凝、浸泡提取，再虹吸回烧瓶内，如此反复回流提取，直至药材中所需成分提尽为止。（见图2-2）

实验室用的索氏提取器容量小，大型生产时，可根据索氏提取器的结构原理自行设计连续提取装置。

连续回流提取法的适用范围同回流提取法，而且连续回流提取法溶剂用量少，提取效率高，提取成分较完全。但提取时间长（4～20小时）是其缺点。

图2-2　索氏提取器

1—冷凝管；2—溶剂蒸气上升管；
3—虹吸管；4—装有药粉的滤纸装；
5—溶剂；6—水浴

（四）影响提取的因素

溶剂提取法的关键是选择合适的溶剂和方法，但提取过程中，药材的粉碎程度、提取时

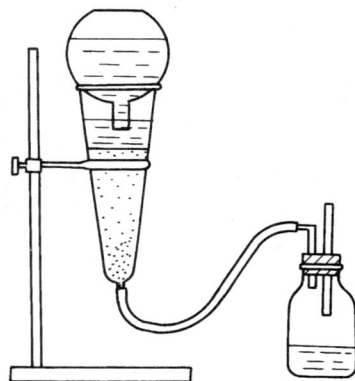

间、提取温度等都能影响提取效率，需要加以考虑。

1. 药材的粉碎度：一般来讲，药材粉碎得越细，表面积越大，提取的过程越快，效率越高。但粉碎过细，药粉颗粒表面积过大，表面吸附作用增强，反而影响了扩散速度，降低了提取效率。同时，杂质提取量也增多，对下一步的分离不利。通常用有机溶剂提取时，药材粉末可以略细，以通过 20 目筛为宜；用水为溶剂时，用粗粉或薄片。

2. 浓度差：浓度差是扩散的主要动力。所以在提取过程中要保持较高的浓度差，可提高提取效率。如不断搅拌、更换溶剂及采用渗漉法提取，都是保持较高浓度差的有效方法。

3. 温度：一般来讲，冷提（室温）杂质较少，效率低；温提效率高，杂质多。所以一般加热不超过 60℃，最高不超过 100℃。

4. 时间：提取过程需要一定的时间，但当药材组织内外溶液浓度相等即达到动态平衡后，应更换新的溶剂。

一般情况下，以水为溶剂，每次煮沸提取 30～60 分钟为宜；乙醇加热提取每次 1 小时为宜。

5. 药材干湿程度：新鲜或潮湿药材的组织或细胞常被大量水分子包围，有机溶剂难以渗入药材组织。所以用有机溶剂提取时，宜用干燥药材。同样，采用水提取时，对于含油脂类较多的药材，很难达到对有效成分满意的提取效果。故应先用石油醚脱脂后再进行提取。

6. 新技术的应用：近年来新技术不断推广，提高了浸出效率。如利用超声波来加快颠茄叶中生物碱的浸出，使原来用渗漉法提取所需的 48 小时缩短至 3 小时。

（五）提取液的浓缩

用溶剂提取法所得到的提取液一般体积较大，所含成分浓度较低，还需要进行浓缩、回收溶剂，才能得到高浓度的提取液。浓缩的方法视溶剂和有效成分的性质而定。如用水为溶剂，有效成分对热又稳定，可直接用蒸发的方法浓缩。如为有机溶剂提取液，必须用蒸馏的方法回收溶剂。蒸馏方法分常压蒸馏和减压蒸馏两类。若有效成分可溶于有机溶剂，遇热不易分解破坏，可在常压下进行蒸馏。常压蒸馏仪器装置见图 2-3。加热的方法随液体的沸点和性质而定。如液体不易燃、不易分解，则可直接加热。但蒸馏低沸点、易燃液体时，禁用明火或电炉等电源，而是根据液体沸点的不同选用水浴、油浴或砂浴加热。

减压蒸馏是利用液体的沸点随压力而变化的性质，如蒸馏系统内压力减小，其沸点便随之降低。此外，减压蒸馏，还可缩短蒸馏时间，提高浓缩效率。因此，减压蒸馏适用于高沸点提取溶剂以及有效成分遇热易分解破坏的提取液浓缩。仪器装置除了要具备常压蒸馏的三部分仪器外，还要有排气减压的装置。（见图 2-4）

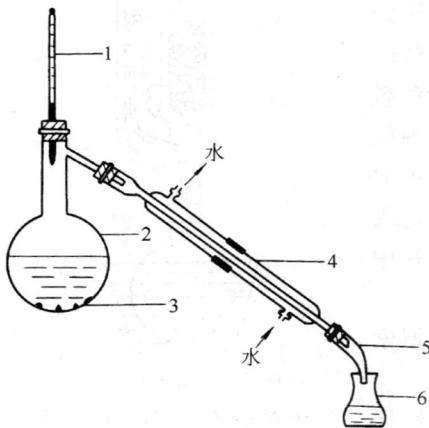

图 2-3　常压蒸馏装置

1—温度计；2—蒸馏瓶；3—沸石；
4—冷凝器；5—连接管；6—接受瓶

为了提高浓缩效率，缩短提取液受热时间，在生产和实验室中均可采用薄膜蒸发浓缩法，使溶液以液膜或泡沫状通过加热管，从而加大液体受热汽化的表面积，易于汽化而蒸出，缩短了液体的受热时间，提高了浓缩效率。本法是一种较理想的浓缩方法，对水提液和稀醇提取液尤为适用。薄膜蒸发装置由蒸发器、气液分离器、冷凝器、真空泵等几部分组成。（见图2-5）

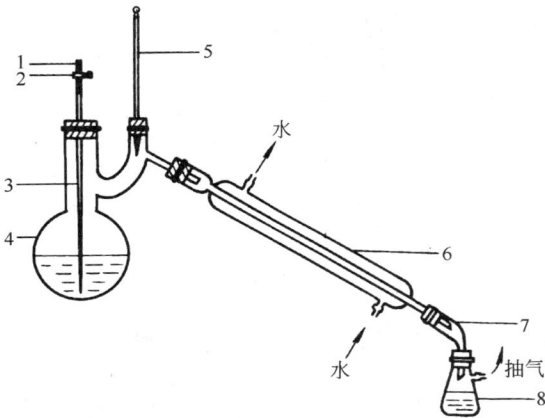

图 2-4　减压蒸馏
1—乳胶管；2—螺旋夹；3—毛细管；4—克氏蒸馏瓶；
5—温度计；6—冷凝器；7—连接管；8—接受瓶

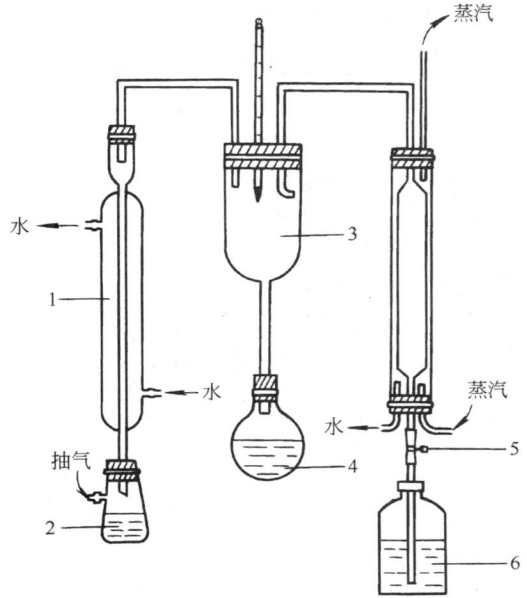

图 2-5　薄膜蒸发仪器装置示意图
1—冷凝器；2—回收溶剂；3—气液分离器；
4—浓缩液；5—螺旋夹；6—提取液

二、其他提取方法

（一）水蒸气蒸馏法

水蒸气蒸馏法适用于能随水蒸气蒸馏而不被破坏的难溶于水的中药成分的提取。中药中的挥发油、某些挥发性小分子生物碱（麻黄碱、槟榔碱）及其他挥发性成分如牡丹酚、小分子香豆素等均可采用本法提取。

水蒸气蒸馏法的基本原理是根据分压定律，当挥发性成分与水共同加热时，整个系统的蒸气压应为各组分蒸气压之和。即 $P = P_{H_2O} + P_A$（式中 P 为总蒸气压，P_{H_2O} 为水的蒸气压，P_A 为与水不相混溶的挥发性液体的蒸气压）。当液体总蒸气压与大气压相等时，液体开始沸腾。因此，两组分化合物混合蒸馏时，混合液的沸点低于任何一组分的沸点，挥发性成分可在比其沸点低的温度下被蒸馏出来。水蒸气蒸馏装置见图2-6

实验操作时，水蒸气发生器内的水量不得超过其容积的2/3，安全玻璃管应插到发生器的底部以调节内压。蒸馏瓶内的药材要先加水湿润，通蒸汽的导管应插入蒸馏器内的药材底部，注意蒸馏器保温，以免水蒸气冷凝使容器内液体不断增加。蒸馏结束后，首先打开水蒸气发生器与蒸馏瓶之间三通下口的螺旋夹，通入空气后，再停止加热。

（二）升华法

固体物质受热不经液态直接汽化，蒸汽遇冷又凝固为原来固体的过程称为升华。中药中的有些成分具有升华的特性，故可利用升华法直接自中药中进行提取，如茶叶中的咖啡碱、大黄中的游离蒽醌类、某些游离香豆素类等。升华装置见图 2-7。

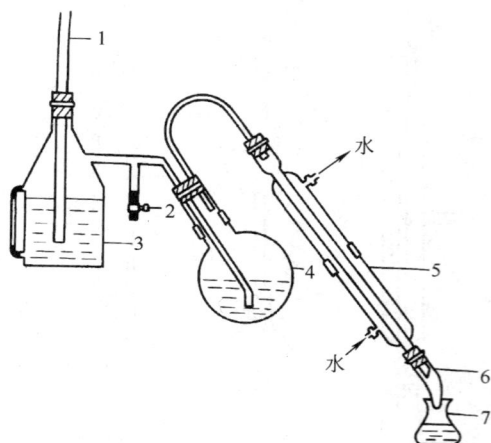

图 2-6　实验室水蒸气蒸馏装置

1—安全玻璃管；2—螺旋夹；3—水蒸气发生器；
4—蒸馏瓶；5—冷凝管；6—连接管；7—接受瓶

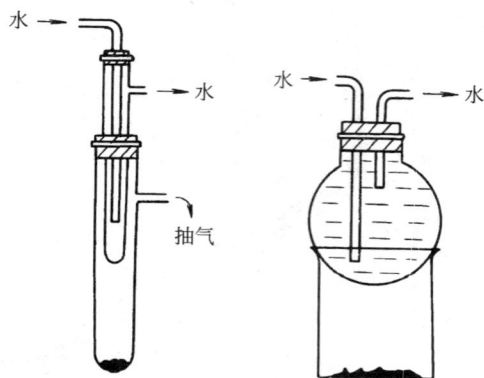

图 2-7　升华装置

升华法简便易行，但只适用于有升华性的固体成分。同时，由于加热温度升高，药材易炭化，产生挥发性的焦油状物质粘附于升华物上，不易除去，而且升华法还可使某些成分分解，故实际应用较少。

第三节　中药化学成分的分离

上述方法所得的提取物是多种成分的混合物，需进一步精制、分离，才能得到所需的成分。具体分离方法随化学成分的性质不同而异，以后将在各章节中分别加以叙述，此处只作一般性介绍。

一、两相溶剂萃取法

将两种互不相溶的溶剂（如氯仿与水），置分液漏斗中，加入某种可溶性成分（溶质），充分振摇，溶质以不同的程度分别溶解于两相溶剂中，此过程称为分配。其溶解量之比称为分配系数。分配系数常以 K 表示。

$$K=\frac{溶质在上相溶剂中的浓度}{溶质在下相溶剂中的浓度}$$

在温度一定、浓度较小的情况下，分配系数几乎为一常数。

假如有 A、B 两种物质，他们在固定的两相溶剂中分配系数为 $K_A>1$，$K_B<1$（K_A、K_B 分别代表 A、B 两物质的分配系数），通过萃取，即可将 A、B 两物质分离，A 在上相溶剂中，B 在下相溶剂中。像这样利用混合物中各成分在两种互不相溶的溶剂中，分配系数的不同而达到分离的方法称为两相溶剂萃取法，简称萃取法。

在萃取过程中，两成分的分配系数相差越大，分离效果越好。萃取溶剂，可根据被分离成分在两相溶剂中的溶解度选择。如在水提取液中同时含有亲脂性的有效成分和亲水性的杂质，则可用亲脂性溶剂，如氯仿、乙醚、苯等与水提取液进行两相萃取。有时有效成分的亲脂性较弱，就需要改用弱亲脂性溶剂，如乙酸乙酯、正丁醇。一般说来，有机溶剂亲脂性越强，与水作两相萃取的效果越好。否则，有机溶剂的亲脂性较弱，即亲水性较强，与水做两相萃取的效果越不好。这是因为会有较多的亲水性杂质也会被萃取出来，影响进一步的精制提纯。

实验室小量萃取常用分液漏斗，具体操作见实验部分。大量工业生产可置密闭的萃取罐中，用电搅拌萃取法。

二、沉淀法

在中药提取液中，加入某种试剂，使其中一些成分产生沉淀，借此与其他溶解状态的成分达到分离。此法适用于提取液中各成分溶解性相近，不宜用萃取法分离以及亲水性成分的分离。

（一）乙醇沉淀法

在浓缩的水提取液中，加入一定量的乙醇（含醇量达 80％以上）则难溶于乙醇的多糖、蛋白质等从溶液中沉淀析出，过滤分离。

（二）酸碱沉淀法

酸碱沉淀法是利用某些成分在酸、碱溶液中溶解度的不同而分离的方法。如游离生物碱多不溶于水，遇酸成盐可溶于水，再加碱碱化生成游离生物碱，难溶于水而析出沉淀；某些含酚羟基或羧基的成分加碱成盐溶于水，遇酸又可产生沉淀；含有内酯环或酰胺结构的成分，遇碱加热后开环生成羧酸盐溶于水，再加酸酸化又重新环合而从水中析出。

（三）铅盐沉淀法

在中药的水或乙醇提取液中，加入醋酸铅或碱式醋酸铅，使其中一些成分生成不溶性的铅盐或铬盐沉淀。醋酸铅可与羧基或邻二酚羟基物质结合成不溶性沉淀，如氨基酸、蛋白质、树胶、果胶、粘液质、有机酸、鞣质、酸性皂苷、某些黄酮、蒽醌及其苷类等。碱式醋酸铅则除酸性及酚性成分外，还可沉淀其他成分，如中性皂苷、中性多糖等。由此可见，铅盐沉淀法即可沉淀杂质，也可用来沉淀有效成分。

铅盐沉淀法在操作工艺上分产生铅盐沉淀和脱铅两个过程。

铅盐沉淀法流程：

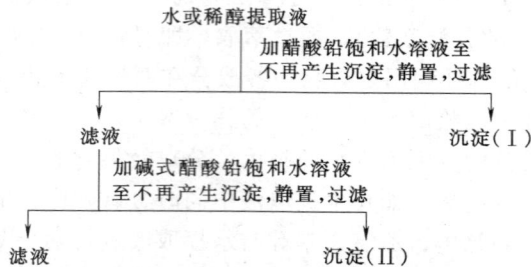

水或稀醇提取液

加醋酸铅饱和水溶液至
不再产生沉淀，静置，过滤

滤液   沉淀（Ⅰ）

加碱式醋酸铅饱和水溶液
至不再产生沉淀，静置，过滤

滤液   沉淀（Ⅱ）

若沉淀（Ⅰ）或沉淀（Ⅱ）为有效成分，可将沉淀悬浮于水或稀醇中进行脱铅；若滤液为有效成分，可直接在滤液中脱铅。

脱铅的方法有以下三种：

1. 通硫化氢气体生成硫化铅沉淀，所需成分溶于水或稀醇中，过滤除去沉淀。此法脱铅彻底，但脱铅液偏酸性，对某些遇酸不稳定成分要注意。另外，需通空气或二氧化碳气体带出多余的硫化氢，以免在处理溶液时参加反应。

2. 加硫酸钠生成硫酸铅沉淀，但产生的沉淀在水中有一定的溶解度，除铅不彻底。

3. 阳离子交换树脂法：此法脱铅快而彻底，但药液中某些有效成分也有可能交换上去（如生物碱），而且树脂交换后再生困难。

三种脱铅方法各有优缺点，其中以通硫化氢气体最为常用。

（四）盐析法

在中药的水提取液中加入无机盐至一定浓度或达到饱和状态，可使某些成分在水中的溶解度降低，析出沉淀。常用的无机盐有氯化钠、硫酸钠、硫酸铵等。如从三颗针中提取分离小檗碱，即采用盐析法。（参阅第三章）

三、结晶法

结晶法是利用溶剂对有效成分与杂质在冷、热情况下溶解度的显著差别而分离的方法。常用于固体物质的分离。一般来讲，从非结晶状物质经过处理得到结晶状物质的过程称结晶。用反复结晶的方法，从不纯的结晶制得较纯结晶的过程称重结晶。欲得到高纯度的单体化合物，往往需要反复进行数次重结晶。

结晶法的具体操作是选用合适的溶剂，将已初步提纯的混合物加热溶解，形成有效成分的饱和液，趁热滤去不溶的杂质，滤液低温放置或蒸去部分溶剂后低温放置，使有效成分大部分析出结晶，与留在母液中的杂质分离。

结晶法的关键是选择适宜的溶剂。溶剂的选择条件是：对有效成分来讲，在冷、热情况下溶解度变化较显著；而对杂质来讲则冷、热均溶或均不溶解。

结晶溶剂除可用单一溶剂外，常采用混合溶剂。混合溶剂是指两种可以互相混溶的溶剂。一般先将样品溶于易溶的低沸点溶剂中，然后滴加另一种难溶的高沸点溶剂至溶液产生微浊，低温放置即可析出结晶。如不析晶可打开塞子任其在室温中自然蒸发。由于低沸点溶剂易挥发，在溶液中比例逐渐减少，就会慢慢析出结晶。

结晶的纯度可由化合物的晶型、色泽、熔点和熔距、薄层色谱或纸色谱等作初步鉴定。一个单体化合物一般都有一定的熔点和较小的熔距。同时，在薄层色谱或纸色谱中经数种不同展开剂系统检定，也为一个斑点，一般可以认为是一个单体化合物。

四、吸附法

吸附法是利用吸附剂能吸附溶液中一些化学成分的性质，用来除去杂质，或用来分取有效成分。当用来分取有效成分时，可将一定量的吸附剂加入提取液中，搅拌后滤取吸附剂。再选用适当的溶剂，将有效成分从吸附剂上洗脱。洗脱液浓缩，即得结晶。如用吸附剂除去杂质，可将加入吸附剂的溶液过滤，杂质同吸附剂一同除去，滤液浓缩后即得有效成分。常用的吸附剂有氧化铝、硅胶、氧化镁、活性炭、大孔树脂等。大孔树脂是常用的吸附剂，它是一种不含交换基团，具有大孔网状结构的高分子材料，利用本身的吸附性和筛选性使各成分获得分离。

五、透析法

透析法是利用提取液中的小分子物质可以通过半透膜，大分子物质不能透过半透膜的性质达到分离的方法。如分离纯化水提取液中的皂苷、蛋白质、多糖等大分子成分，可用此法除去无机盐、氨基酸、单糖、双糖等小分子杂质。（见图 2-8）

透析法分离的速度较慢。为了加快透析速度，可用电透析法。即在半透膜两旁的纯溶剂中，放置两个电极，接通电路后，则透析膜中带正电荷的成分向阴极移动，带负电荷的成分向阳极移动，可使带电荷的离子成分透析速度增加 10 倍以上。

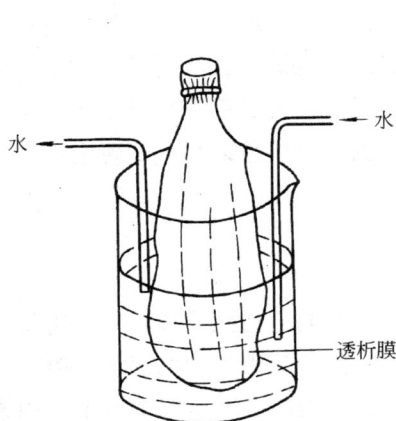

图 2-8 透析法示意图

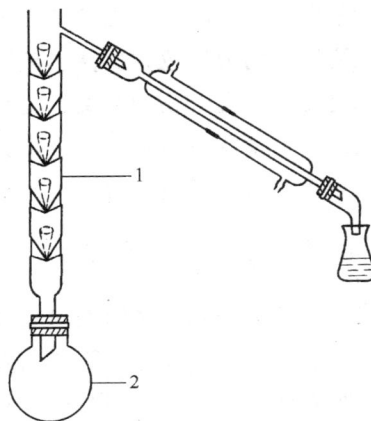

图 2-9 简单分馏装置图
1—分馏柱；2—烧瓶

六、分馏法

分馏法是用以分离液体混合物的一种方法。对于完全能够互溶的液体系统，可利用各成分沸点的不同而采用分馏法分离。在中药化学成分的研究工作中，常用分馏法分离挥发油及一些液体生物碱。一般说来，液体混合物沸点相差在 100℃ 以上，可将溶液多次蒸馏，即可达到分离的目的。如沸点相差在 25℃ 以下，则需采用分馏柱。沸点相差越小，则需要的分馏装置越精细。（见图 2-9）

第四节 色 谱 法

色谱法又称层析法、层离法、色离法，是一种现代的物理化学分离、分析技术。它既可用于混合物的分离和成品纯度的检查，也可用于化合物的定性和定量。尤其对中药中基本母核相同、结构类似的成分，用一般萃取、沉淀、结晶等分离方法难以达到分离的目的时，采用色谱法往往能得到较好的分离效果。

色谱法按色谱原理分类可分为：

吸附色谱：主要是利用吸附剂对被分离成分吸附能力的不同进行分离。

分配色谱：利用被分离成分在两种互不相溶的溶剂中分配系数的不同进行分离。

离子交换色谱：利用被分离成分对离子交换剂亲和力的不同进行分离。

凝胶过滤色谱：利用凝胶对分子大小不同成分的阻滞作用不同进行分离。

按色谱的操作形式不同，可分为薄层色谱、纸色谱和柱色谱。

一、薄层色谱

薄层色谱是将吸附剂或支持剂均匀地铺在一块玻璃板上，形成薄层。因为色谱是在薄层上进行，所以称为薄层色谱。薄层色谱是一种微量、快速的色谱方法。它不仅可用于纯物质的鉴定，也可用于混合物的分离、提纯和含量测定。还可通过薄层色谱来摸索和确定柱色谱时的洗脱条件。薄层色谱根据其分离原理的不同，分为吸附薄层色谱和分配薄层色谱。薄层色谱中以吸附薄层色谱用得较多。

（一）吸附薄层色谱的原理

吸附薄层色谱是利用吸附剂对被分离成分吸附能力的不同而达到分离。凡是能将溶液中的一些成分吸附到它表面上的固体物质便称为吸附剂。吸附剂吸附能力的强弱，除了与吸附剂本身的吸附能力有关外，还与被吸附的成分和展开剂的性质有关。吸附力强的吸附剂，对化合物吸附得牢固，解脱吸附就困难；吸附力弱的吸附剂，对化合物吸附得不牢固，解脱吸附就容易。利用这种差别，使混合物得到分离。如某一混合物含有 A、B 两成分，将其溶解于合适溶剂中，将此溶液点在铺有吸附剂的薄层板上，开始 A 与 B 都被吸附在薄层板原点（点样品溶液的位置），然后将薄层板放入盛有适当溶剂（展开剂）的层析槽中，这时 A 和 B 则随着展开剂的前进而从吸附剂上洗脱下来，接着又遇到新的吸附剂颗粒，又被吸附在吸附剂上，展开剂继续前进，A、B 又会随溶剂向前流动而解吸附（洗脱）。如此反复进行，连续不断地吸附、解吸附、再吸附、再解吸附。经过一段时间的展开后，由于 A 和 B 两种化合物的结构不同，它们的性质也就不同，在该吸附剂和展开剂中的被吸附和解吸附的性能也不完全相同，因此，在吸附剂上移动的距离也就不会相同。如果 A 比 B 容易被吸附，则 A 在吸附剂上移动就会比 B 慢，使 B 走在 A 的前面。这样，A 和 B 在不断向前移动的过程中逐渐分开。而在薄层板上，由开始时只有原点位置的一个斑点，变成了两个斑点，从而达到分离的效果。

（二）薄层色谱条件的选择

要想得到理想的薄层色谱结果，首先要处理好吸附剂、展开剂与被分离成分三者之间的关系。

1. 吸附剂：吸附薄层色谱最常用的吸附剂是硅胶和氧化铝。

（1）氧化铝：氧化铝是一种吸附性较强的极性吸附剂，尤其对亲水性强的成分具有较强的吸附作用，适用于亲脂性成分的分离。氧化铝有碱性（pH9～10，适用于碱性、中性成分的分离）、中性（pH6.5～7.5，适用于中性或对酸、碱不稳定成分分离）及酸性（pH4～4.5，适用于酸性成分分离）三种。氧化铝的活度级别（吸附力）与自身含水量有关，一般为五级。级别越高，含水量越多，吸附性越弱（见表 2-2）。使用前加热除去吸附剂中的水分，使活性（吸附力）提高的过程称活化。而将吸附剂置于潮湿空气中或加一定量的水使其活性降低的过程称为脱活化（或去活化）。

一般实验室使用的氧化铝活性以Ⅱ～Ⅲ级为宜。

（2）硅胶：色谱用硅胶的吸附能力较氧化铝稍低，既适于分离亲水性成分，又可用于分离亲脂性成分。

硅胶一般以 $SiO_2 \cdot xH_2O$ 表示，为多孔性的硅氧烷交链结构：

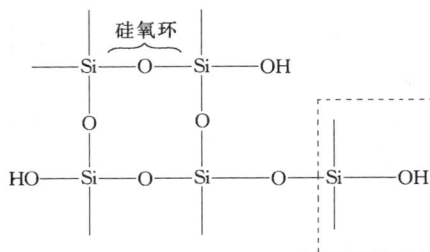

骨架表面有很多硅醇基，能通过氢键吸附水分。硅胶吸附作用的强弱取决于游离硅醇基的数目。其吸附活性也与含水量相关（见表 2-3）。含水量达 17％以上，失去吸附性，不能作吸附剂。硅胶活化温度为 105℃，30 分钟。若超过 150℃，硅醇基与邻近硅醇基脱水，形成硅氧醚结构。这种脱水作用不可逆，从而丧失吸附能力。

硅胶为酸性吸附剂，适于中性或酸性成分的分离。

表 2-3　　　　　　　　　　　　氧化铝、硅胶的含水量与活性的关系

活性级别	硅胶含水量%	氧化铝含水量%	活性级别	硅胶含水量%	氧化铝含水量%
Ⅰ	0	0	Ⅳ	25	10
Ⅱ	5	3	Ⅴ	38	15
Ⅲ	15	6			

2. 展开剂：展开剂应具备的条件：①纯度高，不含水分。②与样品、吸附剂不起化学反应。③对被分离成分有一定溶解度。④粘度小、沸点低、易挥发。展开剂的展开能力与其极性有关。对极性吸附剂来讲，展开剂的极性大，其展开能力强；对非极性吸附剂来讲则相反，展开剂的极性小，其展开能力强。

3. 被分离的成分：在吸附色谱中当吸附剂与展开剂固定时，各成分分离情况直接与它们的结构和性质有关。对亲水性吸附剂来讲，极性大的化合物被吸附得牢；在同系物中，碳原子数目少的吸附性强于碳原子数目多的化合物；同一母核中羟基不能形成分子内氢键的吸附性强于能形成分子内氢键的化合物；分子中双键、共轭双键以及极性基团愈多，其被吸附作用也愈强。常见极性基团的极性顺序为：

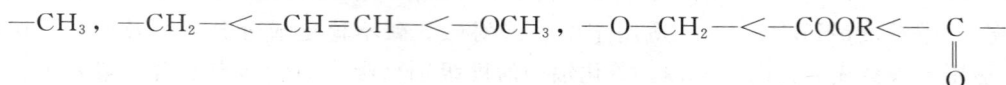

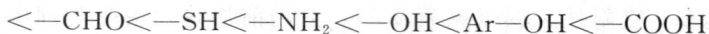

$$-CH_3，-CH_2-<-CH=CH-<-OCH_3，-O-CH_2-<-COOR<-\overset{\overset{\displaystyle C-}{\|}}{O}$$

$$<-CHO<-SH<-NH_2<-OH<Ar-OH<-COOH$$

在分析化合物的极性大小时，除了以上因素外，还应注意其在溶剂中的溶解度。一般来说，在极性溶剂中溶解度大的，其极性也大；在极性溶剂中溶解度小的，其极性也小。

（三）薄层色谱的操作

薄层色谱的操作主要包括制板、点样、展开与显色四个方面。

1. 制板（铺板）：玻璃板的规格可根据工作需要而定。但所用玻璃板必须表面光滑、洁净，防止薄层脱落。

薄层板按其是否加入粘合剂，分为不含粘合剂的软板和含粘合剂的硬板两类。氧化铝多制成软板，硅胶多制成硬板。

（1）**软板制备**：将一定规格的活化后的吸附剂倒在玻璃板上，用两端套有橡皮圈或塑料套圈的玻璃棒将吸附剂顺一方向推过去，铺成均匀的薄层。套圈的厚度即为薄层的厚度，一般 0.4～1mm（见图 2-10）。

（2）**硬板制备**：在吸附剂中加适当粘合剂和水，调成糊状，均匀地铺在玻璃板上，室温干燥，再活化。

2. 点样：将欲分离或鉴定的样品溶于适当的溶剂中，配成浓度为 1%～2% 的溶液，一般多以无水乙醇作溶剂。在离薄层底边 1.5～2cm 处用铅笔划一直线（软板可作标记）作为

起始线。用内径 0.5mm 平口的市售点样用毛细管吸取样品溶液点到薄板的起始线上（原点），斑点直径不超过 2～3mm，一块板上可点几个样品，两样品之间保持 1.5～2cm。

3. 展开：将点好样品的薄层板放入盛有展开剂的色谱槽或色谱缸中，展开剂浸没薄板下端的高度不得超过 0.5cm，不得将原点浸入展开剂中，待展开剂前沿达一定距离，如10～20cm 或离薄板上端 2cm 处时取出薄板，在前沿处做一标记，待展开剂挥散后，显色。（见图 2-11）

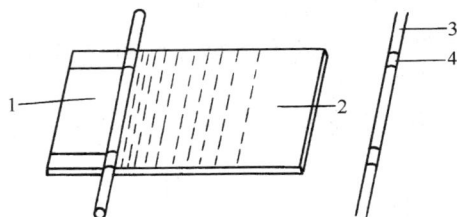

图 2-10　干法铺板示意图
1—吸附剂；2—玻板；3—玻管；4—套圈

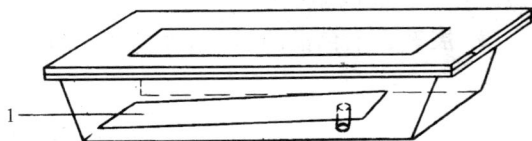

图 2-11　薄层展开方式图
1—薄层板

4. 显色：通常先在日光下观察，画出有色物质的斑点位置，然后在紫外光灯下观察有无荧光斑点，并记录其颜色、位置及强弱；最后利用各物质的特性反应喷洒适当的显色剂，画出斑点，记录并计算 Rf 值。

5. Rf 值的计算：显色后，各成分在薄层板上的相对位置可用比移值（Rf）来表示。

$$Rf = \frac{原点至斑点中心的距离}{原点至溶剂前沿的距离}$$

$$Rf（A）= \frac{a}{c}$$

$$Rf（B）= \frac{b}{c}$$

将计算出的 Rf 值与已知化合物的 Rf 值对照；也可与文献上记载的 Rf 值比较，来进行定性鉴定。

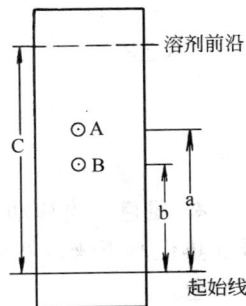

图 2-12　Rf 值计算图示

二、纸色谱

纸色谱是以滤纸做支持剂的一种色谱方法。

（一）纸色谱的原理

纸色谱属于分配色谱，它是利用混合物中各成分在两种互不相溶的溶剂中分配系数的不同而达到分离。滤纸是由多糖类成分纤维素构成。分子中有很多羟基，亲水性很强，干燥滤纸本身就含有 6%～7% 的水。这些水分是通过氢键的方式与纤维素上的羟基结合，一般情况下难以除去。层析时，通常将滤纸上的水分作为固定相，滤纸起到支持固定相的作用，所以称为支持剂或载体。沿滤纸上行（或下行）的展开溶剂为流动相（或移动相）。固定相与移动相构成液-液分配的两相，被分离成分就在这两相间发生分配。根据它们在两相间分配系数的不同，在移动相中分配系数大的成分，随移动相移动的速度快，在固定相中分配系数大的成分随移动相移动的速度慢，从而达到分离的目的。

（二）纸色谱的操作

1. 滤纸的选择：色谱滤纸用进口或国产的均可。在实际操作中，必须注意型号的选择。如所用溶剂粘度大，展开速度慢，宜选用快速滤纸；若所用溶剂展开速度快，可选用中速或慢速滤纸。若用于定性，可选薄型滤纸。定量或微量制备，则宜选厚型滤纸。

2. 点样：将选好的色谱纸在一端约 2cm 处划起始线，将样品溶液点于起始线上（原点）。各点之间的距离约为 1.5～2cm，点的直径不宜超过 0.4cm。

3. 展开：纸色谱的展开形式基本与薄层色谱相同，多为上行展开。（见图 2-13）

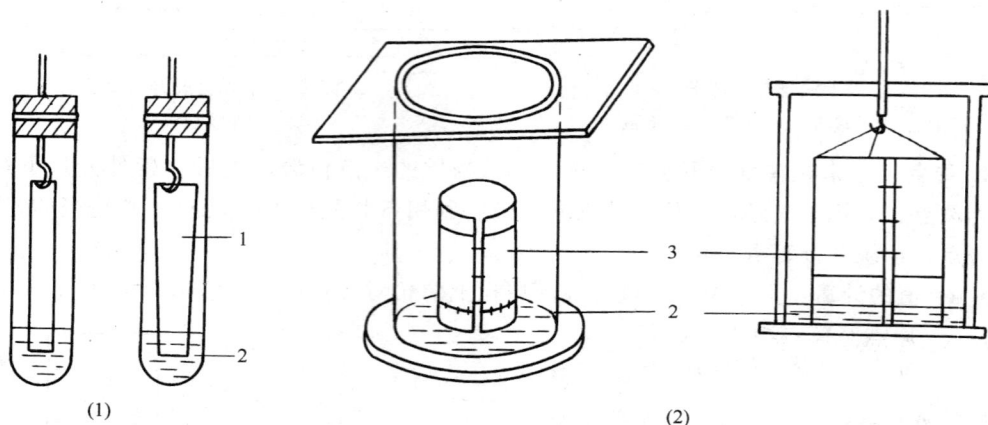

图 2-13　上行纸层析展开示意图
1—滤纸条；2—展开溶剂；3—滤纸筒

4. 显色：当移动相走至离滤纸上端 2cm 处取出，用铅笔画出溶剂前沿，在室温下晾干或加热促其干燥。在日光、紫外光下分别观察，用铅笔画出斑点位置，再用适当的显色剂喷雾显色。

5. 计算 Rf 值　用与薄层色谱相同的方法计算 Rf 值并分析结果。

（三）纸色谱的应用

纸色谱与薄层色谱相同，广泛应用于化合物的分离和鉴别，特别是对亲水性较强成分的色谱效果常较薄层色谱为好。

三、其他色谱法

除薄层色谱和纸色谱外，较大量样品的分离常常用吸附柱色谱或分配柱色谱。

中药中某些具有特殊性质的成分还可用其他色谱法分离。另外，也可采用现代分析技术，取得高效、速效、准确的分离效果。

1. 聚酰胺色谱：聚酰胺分子内具有许多酰胺键，能与酚类、黄酮类、羧酸类、醌类等

化合物形成氢键。被分离的混合物中各成分与聚酰胺形成氢键的能力不同，而达到分离的目的。（见第五章黄酮类化合物）

2. 离子交换色谱：离子交换色谱是利用离子交换树脂上的酸性或碱性基团在水中可解离成离子，其离子可与溶液中的同电荷离子产生可逆的交换反应而进行分离。由于它与各种离子的亲和能力不同，而使各种不同的离子化合物得以分离。（见第三章生物碱）

3. 凝胶色谱：又称凝胶过滤层析、分子筛层析、凝胶渗透层析、排阻层析等。是一种以凝胶为固定相的液相色谱法，是近年来发展起来的新技术。凝胶种类很多，最常用的凝胶是葡聚糖凝胶。

葡聚糖是一种水不溶性的白色球状颗粒。其分子内含有大量羟基而具有极性，在水中即膨胀成凝胶粒子，凝胶颗粒在其交链键的骨架中，有许多一定大小的网眼。当溶液中各成分通过色谱柱中凝胶颗粒时，溶液中分子直径小于网眼的成分，可进入凝胶内部。而分子直径大于网眼的成分，则被排阻在凝胶颗粒外。因此，大分子成分比小分子成分移动速度快，先流出柱，从而使分子大小不同的化合物得到分离。

4. 气相色谱：气相色谱法是以气体作为流动相的色谱法，是现代应用较广泛的一种分离分析手段。在中药有效成分的研究中应用也很多，如挥发油、生物碱、黄酮类、有机酸、植物甾醇类成分的研究都有过不少报道。随着气相色谱技术的迅速发展，气相色谱仪与质谱仪联用，利用气相色谱作为分离手段，用质谱仪充当分析工具，再配上计算机做处理系统，使数据处理自动化，既迅速又准确。

5. 高压液相色谱：高压液相色谱又称高速液相层析或高效液相层析。是利用高压的手段，加快液体流动相流速的一种高效能的液相色谱法。

高压液相色谱法除了有气相色谱分离所具有的速度快、效率高、自动化等优点外，样品不需汽化，只需制成溶液即可进样。所以，对挥发性差或遇热不稳定的成分及分子量大的高分子化合物、离子型化合物的分离极为有利。因此，高压液相色谱对样品适用范围广，上样量大，便于制备分离。目前除了在中药化学领域应用外，在其他领域定性、定量分析中也广泛应用。

【思考与练习】

1. 如何理解有效成分和无效成分？何为有效部分？
2. 常用溶剂水、乙醇分别可溶解哪些成分？
3. 什么是溶剂提取法？什么是水蒸气蒸馏法？
4. 写出常用溶剂亲脂性逐渐增强的顺序，并标出哪些溶剂可与水混溶？哪些与水不能混溶？
5. 溶剂提取的方法有哪几种？
6. 比较煎煮法与回流提取法的异同点？
7. 比较渗漉法与连续回流提取法的异同点？
8. 在溶剂提取法中影响提取的因素有哪几方面？
9. 两相溶剂萃取法与结晶法的原理有何不同？
10. 醋酸铅与碱式醋酸铅的沉淀范围有何不同？
11. 结晶法的溶剂选择条件是什么？
12. 在萃取过程中，各成分的分配系数与分离效果有何关系？

第三章　生　物　碱

第一节　概　　述

一、生物碱的含义

生物碱是一类重要的天然有机化合物，也是科学家们研究得最早的一类具有生物活性的天然有机化合物。自从 1806 年德国药师塞脱钠从鸦片中提取出纯的吗啡结晶，以后陆续有人分离出生物碱，迄今已从自然界分出 10000 多种生物碱。

生物碱到目前为止还没有严格而确切的定义，事实上，随着生物碱研究的不断深入发展，其定义的严格性总是伴随着种种新的限制。比较准确的表述是：生物碱是存在于生物体中的含氮化合物。它们多具有类似碱的性质，能和酸结合生成盐。自然界中具以上表述的化学成分，除氨基酸、多肽、蛋白质和 B 族维生素外，其它含氮有机物均可视为生物碱。

大多数生物碱有较复杂的环状结构，并且氮原子结合在环内，如黄连中的小檗碱、掌叶防己碱、药根碱、黄连碱，防己中的粉防己碱、防己诺林碱等。也有少数生物碱分子中的氮原子不在环内，如秋水仙中的秋水仙碱、秋水仙胺，麻黄中的麻黄碱、伪麻黄碱，益母草中的益母草碱等。

二、生物碱的分布

生物碱大部分存在于植物界，在动物体中也有存在，如存在于蟾酥毒汁中的蟾酥碱。

在植物界至少有一百多个科的植物中含有生物碱，集中分布在较高级的植物中，如双子叶植物的毛茛科、木兰科、茄科、豆科、罂粟科、防己科、茜草科 、芸香科、马兜铃科等；单子叶植物的百合科、百部科、石蒜科等；而裸子植物中只有麻黄科麻黄属、三尖杉科三尖杉属、松柏科松属及云杉属、油杉属中含有生物碱。在科属亲缘关系相近的植物，特别是同属植物中，往往含有的生物碱有相似的化学结构。如千金藤属植物中，含有结构相似的多种异喹啉类生物碱。生物碱的这种分布状态，常给寻找新的药源提供了重要的线索。如马钱子过去依赖于进口，根据植物的亲缘关系，在我国云南产的同属植物云南马钱的种子中，发现同样含有进口马钱子中的主要成分马钱子碱和士的宁，从而解决了马钱子的药源。

生物碱主要存在于植物的根皮、树皮及种子中。如三棵针中的生物碱，以根皮中含量较高；黄柏和金鸡纳中的生物碱集中在皮部；马钱子中的生物碱则集中在种子中。

在植物中生物碱的含量高低不一，有的高达 15％，如金鸡纳树皮中的生物碱；有的很低，如长春花中的醛基长春碱只有 1/100 万左右。生物碱的含量还受到植物生长季节和环境的影响。因此，药材的采集时间和采集地不同，生物碱的含量可能是不同的。如麻黄中的主要成分麻黄碱，春季时含量较低，到了夏季含量突然升高，至 8~9 月份含量最高，其后含量又迅速降低。产于山西大同的麻黄其生物碱的含量可达 1.5%，而其它地区在 1.2% 左右。

　　在含有生物碱的生物体中，很少只含有一种生物碱，往往含有数种或数十种结构相似的生物碱。如夹竹桃科的植物长春花中已分离出 70 多种生物碱，其均属于吲哚衍生物类生物碱。通常把从中药中所提得的多种生物碱的混合物称为总生物碱。如从苦参中提得的生物碱的混合物，称为苦参总碱。

　　在生物体中，生物碱往往和酸性成分结合成盐的形式存在。常见的酸有酒石酸、苹果酸等，也有的是较特殊的有机酸如鸡纳酸、罂粟酸；个别生物碱和无机酸结合成盐；少数碱性十分弱的生物碱也可以游离状态存在，如秋水仙碱。也有以酯或苷的形式存在的。

三、生物碱的生物活性

　　生物碱大多具有生物活性，是药用植物的有效成分。如阿片中的镇痛成分吗啡、止咳成分可待因；麻黄中的抗哮喘成分麻黄碱；元胡中的活血止痛成分延胡索乙素、治疗冠心病的脱氢延胡索；黄连中的抗菌消炎成分小檗碱（俗称黄连素）；长春花中的抗癌有效成分长春新碱；萝芙木中的降压成分利血平；防己中的镇痛、消炎、降压、肌肉松弛及抗菌、抗癌成分粉防己碱等。许多情况下含量最高的生物碱是主要的有效成分，但也有例外，如乌头中的主要成分是乌头碱，但是其强心止痛的成分是含量极微的去甲乌药碱。

第二节　生物碱的结构类型

一、有机胺类生物碱

　　这种生物碱的结构特征是氮原子不在环内，数目不多。如益母草中具有收缩子宫、降压、镇静作用的益母草碱，麻黄中具有收缩血管、兴奋中枢作用的麻黄碱，秋水仙中的秋水仙碱、秋水仙胺等。

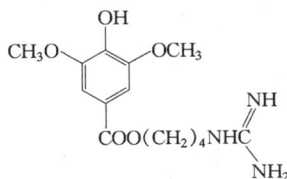

益母草碱

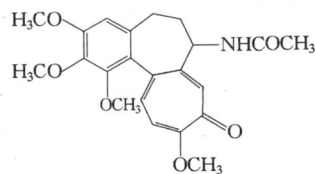

秋水仙碱

二、吡咯衍生物类生物碱

　　这类生物碱是吡咯及四氢吡咯的衍生物。如清风藤科植物四川清风藤中具有祛痰镇咳、松弛支气管平滑肌作用的水苏碱，古柯科植物古柯中的红古豆碱，菊科植物阔叶千里光中具有阿托品样活性的阔叶千里碱，野百合属植物农吉利中对皮肤癌和基底细胞癌有较好疗效的野百合碱，大戟科植物一叶萩中能兴奋中枢神经、用于治疗急性脊髓灰质炎及某些植物神经功能紊乱引起的头晕的一叶萩碱。

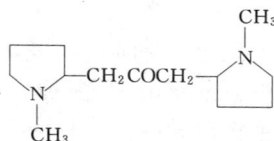

红古豆碱

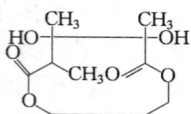

野百合碱　　一叶萩碱

三、吡啶衍生物类生物碱

这类生物碱是吡啶的衍生物，数目较多。如棕榈科植物槟榔中具有驱虫功效的槟榔碱，豆科植物苦参中具有抗癌活性的苦参碱，豆科植物金雀花中具有降低心肌应激性和传导性、减低心率、抑制心肌收缩力等作用，用于室性心动过速的鹰爪豆碱等。

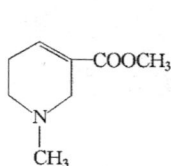 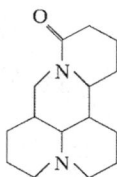

槟榔碱　　　　　　　苦参碱　　　　　　　　鹰爪豆碱

四、莨菪烷衍生物类生物碱

本类生物碱是吡咯烷与哌啶并合而成的杂环，又称托品烷类生物碱。如茄科植物颠茄中具有解痉镇痛、解有机磷中毒和散瞳作用的莨菪碱，有镇静麻醉作用的东莨菪碱等。

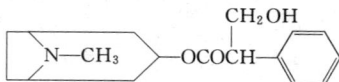

莨菪碱

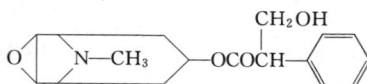

东莨菪碱

五、喹啉衍生物类生物碱

这类生物碱是喹啉的衍生物。如茜草科植物金鸡纳树的树皮中抗疟药奎宁和奎尼丁，珙桐科植物喜树中具有抗癌活性的喜树碱等。

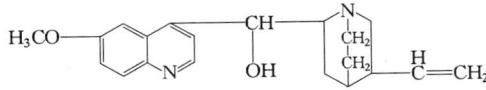

奎宁

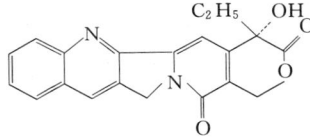

喜树碱

六、异喹啉衍生物类生物碱

这类生物碱是异喹啉或四氢异喹啉的衍生物，是生物碱中数目和类型最多，分布最广的一类生物碱。如防己科植物粉防己中具有镇痛作用的粉防己碱和防己诺林碱；毛茛科植物黄连中具有抗菌作用的小檗碱；芸香科植物马兜铃中的降压成分木兰碱；罂粟科植物白花罂粟中具有镇静、镇痛、镇咳作用的吗啡、可待因等。

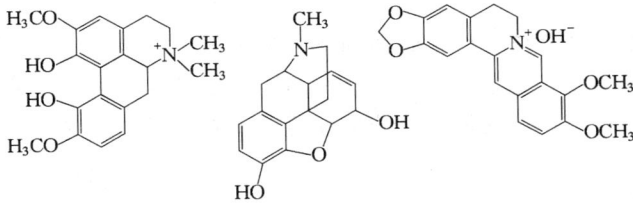

木兰碱　　　　吗啡　　　　小檗碱

七、吲哚衍生物类生物碱

这类生物碱是吲哚的衍生物。大多数结构较复杂，数目较多，而且具有显著的生物活性。如夹竹桃科植物催吐萝芙木中的利血平、阿马灵、蛇根碱，其中利血平具有抗高血压作用。夹竹桃科植物长春花中的长春碱、长春新碱，其硫酸盐已普遍用于治疗白血病及其他癌症。

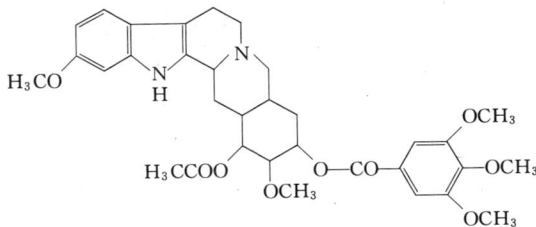

利血平

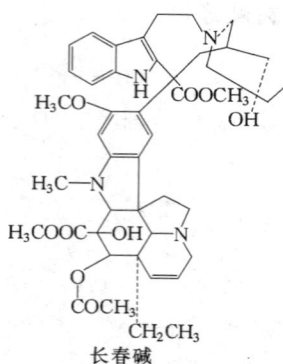

长春碱

八、其他类生物碱

除以上几类生物碱外还有咪唑衍生物类生物碱、吡嗪衍生物类生物碱、喹唑酮衍生物类生物碱、嘌呤衍生物类生物碱、甾体衍生物类生物碱、萜类衍生物类生物碱、大环生物碱。如毛果芸香碱、川芎嗪、黄常山碱甲、咖啡碱、浙贝母碱、乌头碱、美登木碱等。

第三节 生物碱的理化性质及检识

生物碱种类繁多，已分离并已知结构的就有数千种，这些生物碱化学结构、性质各有所不同，但它们结构中都含有氮原子，有一些大多数生物碱具有的共同的性质，称为生物碱的通性。掌握这些性质对生物碱的提取、分离和检识具有重要的意义。

一、物理性状

大多数生物碱是结晶性的固体或结晶性的粉末，味苦。少数生物碱分子量较小，呈液体状态，有一定的沸点，如烟碱、毒芹碱、槟榔碱。液体生物碱具有挥发性，可随水蒸气蒸馏而不被破坏。多数生物碱为无色状态，少数生物碱有一定的颜色，如小檗碱呈黄色，血根碱呈红色。有些生物碱在可见光下不显颜色，但在紫外光照射下可呈现出荧光，如利血平。

二、旋光性

凡是具有手性碳原子或本身为手性分子的生物碱，则具有旋光性，且大多呈左旋，反之如小檗碱、罂粟碱等则无此性质。生物碱的旋光性与其生理活性密切相关，一般左旋体的生物活性较为显著，右旋体生物活性较弱或无。如左旋莨菪碱的散瞳作用比右旋莨菪碱的作用大 100 倍。有些生物碱的旋光性可因外消旋而消失，如洋金花、曼陀罗叶中的莨菪碱，外消旋后即为阿托品。

三、碱性

根据酸碱质子理论，任何能接受质子的分子或离子都是碱。反之凡是能给出质子的分子或离子都是酸。

生物碱因分子中含有氮原子，氮原子上有一对未共用的孤对电子，能吸引带空轨道的氢质子而显碱性。能使红色石蕊试纸变色，能与酸结合成盐。

生物碱的结构不同，其碱性的大小也不同。生物碱碱性大小与其分子中氮原子的结合状态、所处的化学环境有关。

1. 氮原子的结合形式： 一般季铵碱碱性最强，仲胺碱、叔胺碱次之。季铵碱因其结构与铵离子（NH_4^+）相似，其中四个氢原子被四个有机基团（烃基）所取代，形成 $[R_4N]^+$ OH^- 的结构形式，能解离出 OH^-，所以碱性最强。

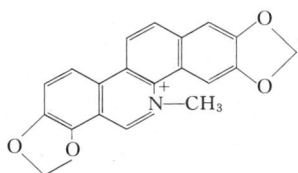
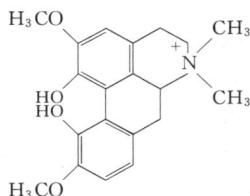

血根碱　　　　　　　　　　　　　　木兰碱

2. 诱导效应： 在氮原子周围存在有供电子基团，使氮原子周围的电子云密度增强则碱性也随之增强。相反，当氮原子上存在吸电子基团时，氮原子周围的电子云密度降低，其碱性也降低。常见的供电子基团有甲基、乙基等；吸电子基团有苯基、羰基、酯基、羟基、双键、醚键等。如烟碱中的 N_1、N_2；新番木鳖碱和番木鳖碱（士的宁）。

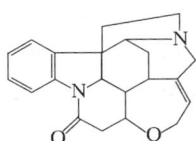
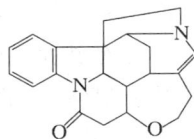

番木鳖碱 pKa 8.20　　　新番木鳖碱 pKa 3.80

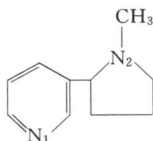

烟碱　　N_1 pKa＝3.72
　　　　N_2 pKa＝8.04

3. 共轭效应： 在生物碱分子结构中，如有吸电子基团在同一共轭体系时，因共轭效应引起氮原子周围电子云密度降低而使生物碱的碱性减弱，这种效应不受碳链长短的影响。

酰胺生物碱结构中，由于酰胺键的 P-π 共轭，碱性极弱，几乎呈中性。如胡椒碱、秋水仙碱、咖啡碱等。

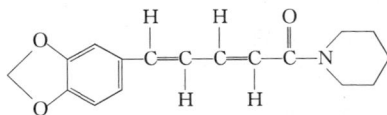

胡椒碱　pKa＝1.42

秋水仙碱 pKa＝1.84

咖啡碱 pKa＝1.22

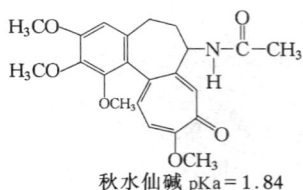

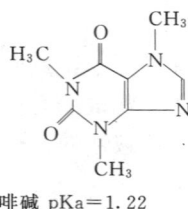

4. 立体效应：生物碱大多是稠环化合物，其分子的立体结构对碱性有一定的影响。而且氮原子附近取代基的构型、构象等立体因素更直接影响生物碱的碱性。如果氮原子周围有空间位阻，使氮原子吸引质子的能力减弱，则生物碱的碱性降低。如莨菪碱和东莨菪碱，它们的基本结构相同，只是取代基有差别，莨菪碱的碱性却比东莨菪碱的碱性强。虽然莨菪碱为叔胺碱，但氮原子的空间位置易于吸引质子，又加以氮原子所连接的甲基的斥电子效应，氮原子上的电子云密度增大，使莨菪碱呈现了较强的碱性。东莨菪碱的结构中，比莨菪碱多一个三元氧环，由于三元氧环的存在，产生了一定的空间位阻，使氮原子吸引质子的能力减弱，东莨菪碱的碱性也随之减弱。

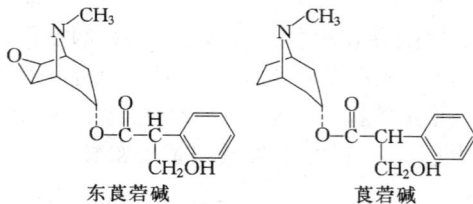

东莨菪碱

莨菪碱

有些生物碱的分子结构中，除有碱性氮原子外，还带有酚羟基或羧基等酸性基团。这类生物碱称为酸碱两性生物碱，如药根碱、槟榔次碱。

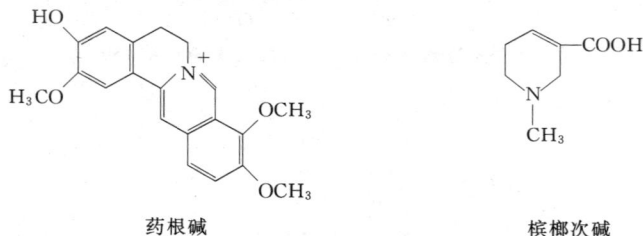

药根碱

槟榔次碱

在分析生物碱的碱性强弱时，要注意到生物碱的结构复杂，能以多种方式影响它的碱性，多数情况下有两种或两种以上因素在起作用，需要结合具体情况进行分析。

四、溶解性

大多数生物碱不溶或难溶于水和碱水溶液，可溶于氯仿、苯、乙醚、丙酮、乙醇等有机溶剂。季铵碱因离子化程度较高，亲水性较强，其游离时也可溶于水，而不溶或难溶于苯、氯仿、乙醚等有机溶剂。

生物碱盐一般易溶于水，难溶于苯、氯仿、乙醚等有机溶剂。但甲醇、乙醇对生物碱或生物碱盐的溶解度均较大。

与生物碱成盐的酸种类不同，生成的盐在水中的溶解度也不同。一般无机酸盐在水中的溶解度大于有机酸盐的溶解度，无机酸盐中含氧酸盐在水中的溶解度大于非含氧酸盐。小分子有机酸盐在水中的溶解度大于大分子有机酸盐。也有少数生物碱盐在水中不溶解，而溶于氯仿，如盐酸奎宁溶于氯仿。

生物碱盐的水溶液加碱至碱性又能析出游离的生物碱，碱性极弱的生物碱和酸生成的盐不稳定，它的酸性水溶液用氯仿萃取时，生物碱可转溶于氯仿而被分离。

酸碱两性的生物碱既可溶于酸水，也可溶于碱水。含内酯环的生物碱，遇碱可开环成盐而溶于水。

五、沉淀反应

大多数生物碱可与生物碱沉淀试剂产生沉淀，此反应通常在酸性水溶液中进行。利用生物碱沉淀反应，可以预试中药中是否含有生物碱，在进行生物碱提取时可用于检查生物碱是否提取完全及生物碱的精制。有时可根据所产生沉淀的颜色和形状，作生物碱的鉴定。

生物碱的沉淀反应会受到一些其它因素的影响，如中药酸水提取液中的蛋白质、氨基酸、多肽、鞣质等，也能与生物碱的沉淀试剂产生沉淀反应。往往要排除这些干扰，才能得到可靠的结果。一般是将生物碱的粗提液进行精制纯化，除去杂质，再进行检识才能得到较好的结果。也可用薄层色谱和纸色谱方法，用适当的展开溶剂将粗提液展开，用生物碱沉淀试剂显色，观察有无生物碱的色斑。

生物碱沉淀试剂的种类很多，大多数是重金属盐、分子较大的盐或某些酸类试剂。常用的生物碱沉淀试剂见表 3-1。

表 3-1	常用的生物碱沉淀试剂	B：生物碱
试剂名称	试剂主要组成	与生物碱反应产物
1. 碘化铋钾试剂	$BI_3 KI$	多生成橙红色沉淀
2. 碘-碘化钾试剂	$KI-I_2$	多生成褐色或棕色沉淀
3. 碘化汞钾试剂	$HgI_2 \cdot 2KI$	生成类白色沉淀。若加过量试剂，沉淀又被溶解
4. 硅钨酸试剂	$SiO_2 \cdot 12WO_3$	生成淡黄色或灰白色沉淀
5. 雷氏铵盐试剂	$NH_4^+ \left[Cr(NH_3)_2(SCN)_4\right]^-$	生成难溶性复盐，往往有一定晶形、熔点（或分解点）

六、显色反应

生物碱可与一些试剂反应生成不同颜色的产物，这些能与生物碱产生颜色反应的试剂称为生物碱显色试剂。生物碱显色试剂种类很多，常见的有 1% 钒酸铵的浓硫酸溶液、1% 钼酸钠的浓硫酸溶液、甲醛-浓硫酸溶液、硝酸-浓硫酸溶液，其主要用于检识生物碱。检识时使用的样品必须有较高的纯度。生物碱的结构不同，生成的颜色不同，如 1% 钒酸铵的浓硫酸溶液与士的宁反应显紫色；与马钱子碱反应显血红色；而与奎宁反应则为淡橙色。

第四节　生物碱的提取、精制

一、生物碱的提取

将生物碱从生物体内提取出来，并将随同提出的其他各种成分除去的方法称为生物碱的提取。从中药中提取生物碱时，既要考虑到生物碱的性质也要考虑到它们在中药中的存在形式，以便能更好地选择提取溶剂和方法。生物碱的结构不同，其碱性不同，它们在中药中的存在形式不同。碱性较强的生物碱大多以有机酸盐的形式存在，少数以无机酸盐的形式存在。碱性较弱的生物碱不易或不能与酸结合成稳定的盐，大多以游离的形式存在。也有一些生物碱能与糖结合以苷的形式存在。就生物碱本身性质而言有脂溶性的、水溶性的，除个别具有挥发性的生物碱可用水蒸气蒸馏法进行提取外，大多数生物碱用溶剂提取法进行提取。

（一）水和酸水提取法

根据生物碱的盐易溶于水和酸水，难溶于低极性有机溶剂的性质进行提取。一般用水或0.5%～1%的酸水进行提取。常用的酸有硫酸、盐酸、醋酸、酒石酸等。常用的酸水提取方法有渗漉法、冷浸法，很少进行加热。

酸水提取可将药材中包括水溶性生物碱在内的全部生物碱都提取出来，操作简便，成本低。但提取液易发霉变质，且提取液体积较大，浓缩费事，提取液中水溶性杂质较多，如含有皂苷、蛋白质、糖类、鞣质、水溶性色素等，造成生物碱纯化困难。

（二）亲水性有机溶剂提取法

利用甲醇、乙醇分子较小，易透入药材组织中，溶解生物碱盐和游离生物碱，且提取液易浓缩的性质进行提取。因甲醇毒性较大，着火点低，因此提取时常用不同浓度的乙醇或酸性乙醇加热进行提取。

乙醇提取液中水溶性杂质较少，但脂溶性杂质较多，如树脂、脂溶性色素等。

（三）亲脂性有机溶剂提取法

利用游离的生物碱易溶于亲脂性有机溶剂的性质进行提取。为了使药材中的生物碱盐全部转化为游离的生物碱，一般用10%氨水、碳酸钠或石灰乳等湿润药材，再用有机溶剂进行提取。一些弱碱性的生物碱或酸碱两性的生物碱，它们以游离的形式存在于药材中，提取前只要用水湿润即可。要注意的是用碱水湿润药材时，碱的浓度不要过高，湿润的时间不要过长，以免因有机溶剂与水不混溶，致使溶剂无法进入药材组织中而影响提取。

本法所用的提取溶剂对成分的选择性较高，因此提取液中杂质较少，产品纯度较高，但本法操作复杂，成本高，溶剂毒性较大、易燃。

（四）提取液的处理

用各种溶剂提得的生物碱提取液，都含有亲水性或亲脂性杂质，必须进一步处理，使其与生物碱分离，才能得到较纯的生物碱。常用的方法有沉淀法、离子交换法等。

1. 沉淀法：①利用游离生物碱难溶于水的性质，在生物碱的酸水提取液中加入氨水、碳酸钠或石灰乳等碱性水溶液使提取液变成碱性，生物碱由盐变成游离的生物碱而沉淀析出，而水溶性杂质仍留在溶液中，过滤可除掉杂质。如在防己的酸水提取液中，加入石灰乳调 pH＝9，防己中的生物碱由盐变成游离碱而沉淀析出，过滤即可除掉杂质。②利用生成难溶性生物碱盐的性质，在生物碱的提取液中加入某些酸，使一些生物碱转化成难溶性的盐而沉淀出来。如在三颗针的提取液中加入盐酸，使小檗碱转化为盐酸小檗碱难溶于水而沉淀析出。③利用盐析而沉淀，在提取液中加入一定量的氯化钠、硫酸钠等无机盐，使溶液达到饱和状态，生物碱在溶液中的溶解度降低而沉淀析出。如在工业上由三颗针提取小檗碱就是在提取液中加入氯化钠盐析，使成分析出。④季铵碱等水溶性的生物碱，常利用雷氏铵盐进行沉淀。在提取液中加入盐酸等无机酸将溶液调成弱酸性，加入新鲜配制的雷氏铵盐饱和水溶液至不再生成沉淀为止。滤取沉淀，用少量水洗涤沉淀，将沉淀转溶于丙酮，滤除不溶物，滤液为雷氏生物碱复盐丙酮溶液。在此溶液中加入硫酸银饱和溶液，使生物碱的雷氏盐转化为生物碱的硫酸盐。过滤，滤液中加入计算量的氯化钡溶液，使过量的硫酸银成为硫酸钡和氯化银沉淀，使生物碱转化为盐酸盐，同时除掉过量的银离子。滤去沉淀，蒸干滤液，即得生物碱的盐酸盐。

整个反应如下：

$$B^+ + NH_4^+ \ [Cr(NH_3)_2(SCN)_4]^- \rightarrow B^+[Cr(NH_3)_2(SCN)_4]^- \downarrow + NH_4^+$$

　　季铵生物碱阳离子　　　　　雷氏铵盐　　　　　　　生物碱雷氏盐

$$2B^+[Cr(NH_3)_2(SCN)_4]^- + Ag_2SO_4 \rightarrow B_2SO_4 + 2Ag[Cr(NH_3)_2(SCN)_4] \downarrow$$

　　　　　　　　　　生物碱硫酸盐　　　　　　雷氏银盐

$$B_2SO_4 + BaCl_2 \rightarrow 2BCl + BaSO_4 \downarrow$$

　　　　　　生物碱氯化物

B 代表生物碱。

2. 离子交换树脂法：离子交换树脂法是以离子交换树脂为固定相，水或含水溶液为流动相，在流动相中存在的离子性物质与树脂上同电荷离子进行交换而被吸附，以分离离子型化合物的一种色谱方法。

离子交换树脂是一种不溶性的具有网状立体结构的多元酸或多元碱的聚合物。能与溶液中阳离子进行交换的树脂叫阳离子交换树脂，能与溶液中阴离子进行交换的树脂叫阴离子交换树脂。常用的离子交换树脂有强酸性阳离子交换树脂和强碱性阴离子交换树脂。

离子交换树脂法是利用生物碱盐在水中能解离成生物碱阳离子的性质，将生物碱的酸水提取液通过阳离子交换树脂柱，生物碱的阳离子与树脂上的阳离子进行交换而吸附在树脂上，其它不能产生阳离子的杂质可随溶液流出而被除去。然后取出树脂，用碱溶液碱化，使生物碱游离。再用有机溶剂进行洗脱，回收溶剂，可得总游离生物碱。如果直接用稀酸水溶液进行洗脱，洗脱液浓缩后，可得总生物碱盐。

生物碱的离子交换过程如下：

$$R^-H^+ + [B \cdot H]^+Cl^- \rightarrow R^-[B \cdot H]^+ + HCl$$

　　阳离子交换树脂　　生物碱盐酸盐

$$R^-[B \cdot H]^+ + NH_3 \cdot H_2O \rightarrow R^-NH_4^+ + B + H_2O$$

或　　　　　　　　$$R^-[B \cdot H]^+ + HCl \rightarrow R^-H^+ + [B \cdot H]^+Cl^-$$

由于生物碱分子较大，所以采用低交联度（1%～4%）的强酸性树脂较为适宜，粒度为16～50目。

二、生物碱的精制

生物碱的提取液经过上述处理，大量杂质已被除去，但溶液中仍含有少量的杂质。需要进一步的精制才能得到较纯的生物碱。可利用生物碱盐和游离生物碱溶解性的不同进行精制。即在生物碱盐转化成游离生物碱的过程中除水溶性杂质，在游离生物碱转化成生物碱盐的过程中除脂溶性杂质。常用的方法是将总生物碱溶于酸水溶液，过滤除去脂溶性的杂质，在滤液中加碱碱化，使生物碱游离，并用氯仿等有机溶剂进行萃取，生物碱转溶于有机溶剂中而水溶性杂质留在水溶液中。将有机溶剂蒸干得生物碱，再将生物碱溶于酸水，重复上述操作数次，可得较高纯度的生物碱。

第五节　生物碱的分离

一、利用生物碱及其盐溶解度的不同进行分离

1. 利用生物碱在同一溶剂中溶解度的不同进行分离：如防己中的粉防己碱和防己诺林碱是利用其在同一溶剂——冷苯中溶解性的不同进行分离。在总碱中加入一定量的苯，冷浸 1 小时过滤，粉防己碱在冷苯中溶解，存在于溶液中，防己诺林碱不溶于冷苯在滤纸上。

2. 利用生物碱在不同溶剂中溶解度的不同进行分离：常将生物碱溶于易溶的溶剂中，再向溶液中滴加难溶的溶剂使溶解度低的生物碱沉淀析出。如从苦参总碱中分离氧化苦参碱，就是将苦参总碱溶于氯仿溶液中，然后向溶液中滴加 10 倍的乙醚，氧化苦参碱不溶于乙醚而沉淀析出，其它生物碱仍留在溶液中。

3. 利用生物碱盐溶解度的不同进行分离：利用生物碱盐在溶剂中溶解度的不同进行分离。如麻黄中麻黄碱和伪麻黄碱的分离，就是将总碱溶解在草酸溶液中，减压浓缩到适当的体积，放冷后草酸麻黄碱结晶析出，而草酸伪麻黄碱仍留在溶液中。

二、利用生物碱的碱性不同进行分离

生物碱结构不同，碱性大小不同，可用 pH 梯度萃取法进行分离。一是将生物碱溶于有机溶剂，用不同酸性（pH 值由高到低）的缓冲溶液依次进行萃取，生物碱依碱性由强到弱依次被萃取出来。将各部分酸水液分别进行碱化，用有机溶剂进行萃取，回收溶剂可得各生物碱。二是将生物碱溶于酸水溶液，加不同碱度的碱，调节溶液的 pH 值，使其由低到高，生物碱依碱性由弱到强依次被分离。每调一次 pH 用有机溶剂萃取一次，回收溶剂可得各生物碱。

三、利用生物碱结构中特殊功能基的性质进行分离

利用生物碱结构中含有的特殊功能基如酚羟基、羧基等酸性基团，内酯及酰胺结构的化学特性进行分离。结构中具有酚羟基、羧基的生物碱是酸碱两性生物碱，其中酚羟基、羧基显酸性，可用氢氧化钠、碳酸钠等碱水溶液溶解而和其它生物碱分离。如阿片中酚性生物碱吗啡与非酚性生物碱可待因的分离。将总碱溶于氯仿等有机溶剂，加入 2％的氢氧化钠水溶液进行萃

取，吗啡因含有酚羟基而转溶于碱水溶液，可待因因无酚羟基而留在有机溶剂中。

含有内酯或酰胺结构的生物碱，可利用加氢氧化钠加热开环生成钠盐而溶于水，加酸又环合成环而沉淀析出的性质进行分离。如苦参中苦参碱与槐果碱的分离，在总碱中加 5%氢氧化钾醇溶液加热回流，苦参碱分子中的酰胺键可被水解，开环成盐而溶解，在溶液中加醋酐 100℃加热，成分可环合成环而析出。槐果碱结构稳定，不开环，不溶于碱性醇溶液，借此可进行分离。

四、利用色谱法进行分离

用上述方法不能达到完全分离目的时，往往采用柱色谱法进行分离。通常采用氧化铝或硅胶吸附柱色谱法，以含氨水、二乙胺的溶液或苯、乙醚、氯仿等溶液进行洗脱，分批收集洗脱液，由薄层色谱进行检查，合并相同的成分。对于组分较多的总生物碱，分离时一次色谱很难将成分完全分离，需要反复色谱才能达到分离的目的。在吸附色谱中，极性较大的生物碱吸附性强，后被洗脱；极性较小的生物碱吸附性小，先被洗脱。如从长春花中提得的游离总生物碱中，长春碱和长春新碱的分离，是将总碱溶于苯-氯仿（1:2）中，通过氧化铝吸附柱，用苯-氯仿（1:2 或 1:3）进行洗脱。因长春碱极性较小，先被洗脱，长春新碱后被洗脱。分批收集洗脱液，进一步处理，可得上两种生物碱的单体。

当用吸附色谱法分离生物碱效果不好时，可用分配色谱法进行分离。也可使用高效液相色谱法进行分离。高效液相色谱法使生物碱的分离工作向微量、准确、快速的方向推进。使过去不能分离的混合生物碱得以分离。此外结构相似的生物碱，也可用逆流分配法（逆流分布法）进行分离。气相色谱法、凝胶过滤色谱、干柱色谱等分离方法也经常用于生物碱的分离。

总之生物碱单体的分离，很难用一两种方法得到较好的分离效果，特别是共存的生物碱数目较多、结构近似时，往往需要用多种方法才能得到单体成分。

第六节　生物碱提取实例

一、麻黄中的生物碱

麻黄为麻黄科植物草麻黄 *Ephedra sinica* Stapf、中麻黄 *Ephedra intermedia* Schrenk et C. A. Mey. 或木贼麻黄 *Ephedra equisetina* Bge. 的干燥草质茎。为我国特产的常用中药。麻黄味辛、苦，性温；具有发汗散寒、宣肺平喘、利水消肿等功效。临床上用于治疗风寒感冒、发热无汗和咳喘、水肿等症。

（一）结构与性质

麻黄中的有效成分为生物碱。已分离出的有六种以上。它们的含量因麻黄的品种和产地的不同而不同。它们的含量在 1%～2%之间，含量较高的有左旋麻黄碱（*l*-麻黄碱），此外还有右旋伪麻黄碱（*d*-伪麻黄碱）、左旋甲基麻黄碱、右旋甲基伪麻黄碱、左旋去甲基麻黄碱、右旋去甲基伪麻黄碱。《药典》规定麻黄中麻黄碱不得少于 0.8%。结构式如下：

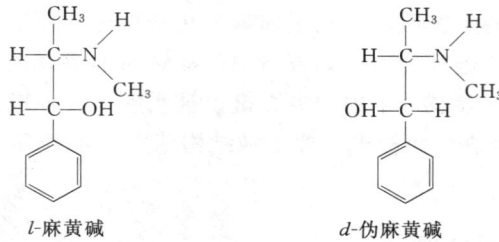

l-麻黄碱   d-伪麻黄碱

麻黄中的生物碱分子结构比较简单，属于有机胺类生物碱。其分子结构中有两个手性碳原子，可以有四种异构体，但是在麻黄中只有麻黄碱和伪麻黄碱两种。麻黄碱含量最高，约占生物碱总量的 60%。

1. 麻黄碱： 麻黄碱的学名为 1-苯基-1-羟基-2-甲胺基丙烷。因其分子结构较小，且氮原子不在环内，所以有些性质与一般生物碱的通性不完全一样。游离麻黄碱是无色结晶或蜡状固体，无臭，常含半分子结晶水。熔点为 40℃，无水物的熔点 34℃，易溶于水（1:20）和乙醇（1:0.2），可溶于氯仿、苯、甲苯、乙醚。游离麻黄碱有挥发性，可随水蒸气蒸馏而不分解。其水溶液具有显著的碱性（pKa＝9.58），能与无机酸或酸性较强的有机酸成盐。其中除草酸盐难溶于冷水外，大多易溶于水，可溶于乙醇，但几乎不溶于氯仿、苯、乙醚等有机溶剂。常见的盐是盐酸麻黄碱，为白色针状结晶或结晶性粉末，无臭，味苦，易溶于水（1:3），溶于乙醇（1:14），不溶于氯仿或乙醚，无挥发性，熔点为 216℃～220℃（水）。

2. 伪麻黄碱： 由乙醚结晶出来的结晶为长方形结晶。游离伪麻黄碱是麻黄碱的立体异构体，熔点为 119℃，难溶于水，易溶于乙醇、乙醚或苯等有机溶剂中。其碱性比麻黄碱略强（pKa＝9.74），草酸伪麻黄碱盐易溶于冷水，可利用此性质进行分离。

（二）检识

1. 生物碱沉淀反应： 麻黄碱和伪麻黄碱都是仲胺衍生物，与碘化汞钾等多种生物碱的沉淀试剂不产生沉淀，与碘化铋钾能产生不显著的沉淀。

2. 二硫化碳－硫酸铜反应： 因麻黄碱是仲胺衍生物，在麻黄碱和伪麻黄碱的甲醇或乙醇溶液中，加入二硫化碳、硫酸铜试剂、氢氧化钠试剂，可产生棕色或黄色沉淀。此反应对叔胺衍生物，如甲基麻黄碱则为负反应。

3. 硫酸铜－氢氧化钠试验： 在麻黄碱或其盐的水溶液中，加入硫酸铜试剂，并用氢氧化钠液碱化后即显蓝紫色。再加入乙醚，乙醚层即显紫红色，水层变成蓝色。本反应为氨基醇类反应，麻黄碱与铜离子产生铜络盐而显色。此种紫红色的铜络盐如溶于水中，可转成为四水化合物，则显蓝色。

4. 色谱检识

（1）麻黄碱

吸附剂 硅胶 G。

展开剂 正丁醇-冰醋酸-水（8:2:1）。

显色剂 0.5% 茚三酮丙酮溶液，喷雾后，105℃烘约 10 分钟。

（2）麻黄碱、伪麻黄碱、甲基麻黄碱、去甲基麻黄碱

吸附剂　硅胶 G 薄层，110℃活化 30 分钟。

展开剂　10％氨水-异丙醇（1：9），展距 10cm。

显色剂　茚三酮试剂。

（三）提取与分离

1. 甲苯法：是目前工业上生产麻黄碱的主要方法。过去提取麻黄碱是利用游离碱具有挥发性，用水蒸气蒸馏法提取。水蒸气蒸馏法虽不用有机溶剂，但需要将麻黄用盐酸水煮提，浓缩成膏，加碱碱化，再用水蒸气蒸馏法进行提取。因此，成本较高，且浓缩时间较长，在提取和浓缩过程中，因温度较高，部分麻黄碱被分解而影响产量。所以，目前生产上多采用甲苯法进行提取。

【提取流程】

```
                        麻黄(切段、碾碎)
                              │ 加 8 倍量水,煮提 2～3 次
            ┌─────────────────┴─────────────────┐
          药渣                              提取液
     (综合利用,可作制                              │ 加 NaOH 碱化,调 pH11～12
      备微晶纤维的原料)                             │ 甲苯萃取
                    ┌───────────────────┴───────────────────┐
                  甲苯液                                碱水溶液
                    │ 加 2% 草酸溶液至 pH6.5～7,萃取
            ┌───────┴────────┐
          甲苯液          草酸溶液
     (可循环使用)             │ 减压浓缩,放冷过滤
                    ┌────────┴─────────┐
              结晶(草酸麻黄碱)      母液(含草酸伪麻黄碱)
                    │ 加 5～6 倍量水,加入氯化      │ 用氯化钙置换,
                    │ 钙饱和溶液,煮沸,放置          │ 精制同麻黄碱
            ┌───────┴────────┐            盐酸伪麻黄碱
          上清液            沉淀
            │ 加硫化钠溶液,使 pH7～7.5,    (草酸钙)
            │ 加活性炭,静置
     ┌──────┴──────┐
    残渣          上清液
                    │ 加盐酸调 pH5～6,
                    │ 浓缩,放冷
                 盐酸麻黄碱
```

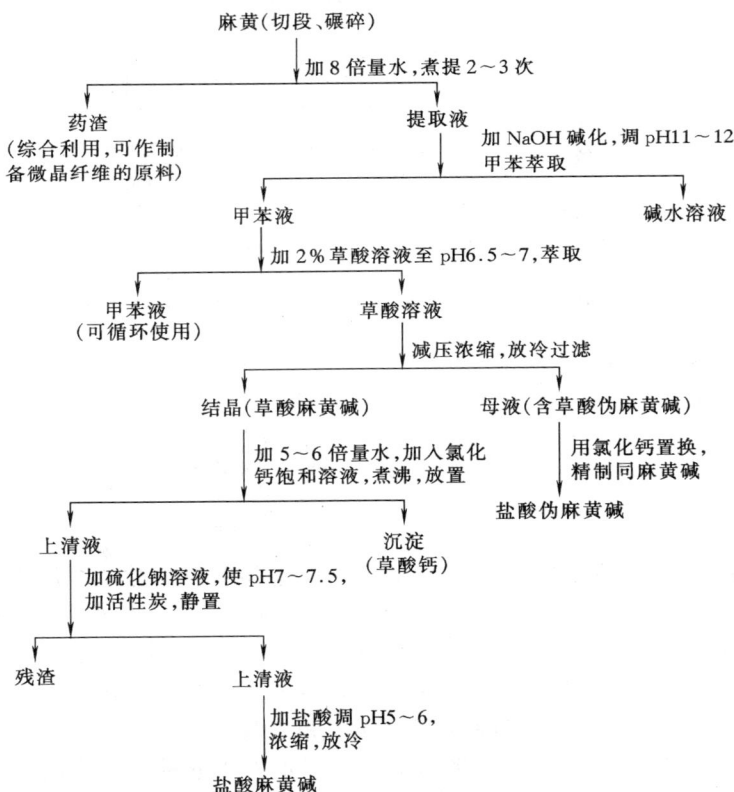

【流程说明】　本法是利用游离生物碱易溶于有机溶剂的性质，将麻黄的水溶液碱化后，用甲苯溶液进行提取。麻黄中含有麻黄碱和伪麻黄碱。用水进行浸煮时，这两种生物碱均可被提取出来。碱化后，生物碱以游离的形式被甲苯萃取出来。加入草酸溶液使生物碱变成生物碱盐（草酸麻黄碱和草酸伪麻黄碱）而溶于水溶液中。因草酸麻黄碱和草酸伪麻黄碱在水溶液中的溶解度不同，减压浓缩后，溶解度小的麻黄碱首先结晶析出，而溶解度大的伪麻黄碱仍留在溶液中。在溶液中加入氯化钙使生物碱的草酸盐转化为盐酸盐，再加入硫化钠除去

多余的钙离子和溶液中夹杂的铁化合物。

2. 离子交换树脂法：利用麻黄碱盐酸盐的水溶液通过强酸型阳离子交换树脂时，生物碱阳离子被交换在树脂上。因麻黄碱和伪麻黄碱碱性不同，用碱水洗脱时碱性弱的麻黄碱先被洗脱，碱性强的伪麻黄碱后被洗脱。从而达到提取和分离的目的。

【工艺流程】

```
                        麻黄粗粉
                          │ 0.1%～0.5%盐酸水溶液渗漉
                        渗漉液
                          │ 通过强酸型阳离子交换树脂
        ┌─────────────────┴─────────────────┐
      流出液                              树脂
                                          │ 水洗去残留的渗漉液
          ┌───────────────────────────────┴───────────────────────────────┐
       方法一                                                           方法二
          │ 用4mol/L盐酸洗脱                                              │ 用5%氨水洗脱
     ┌────┴────┐                                              ┌──────────┴──────────┐
   树脂      洗脱液                                          树脂                 洗脱液
              │ 减压浓缩过滤                                                       │ 加氯化钠饱和,氯仿萃取
        ┌─────┴─────┐                                                    ┌────────┴────────┐
      结晶        母液                                                  水溶液            氯仿液
        │ 重结晶                                                                           │ 1%盐酸萃取
      结晶                                                                        ┌────────┴────────┐
   (盐酸麻黄碱)                                                                 酸水层             氯仿层
                                                                                  │ 减压浓缩,过滤
                                                                                结晶
                                                                                  │ 重结晶
                                                                                结晶
                                                                             (盐酸麻黄碱)
```

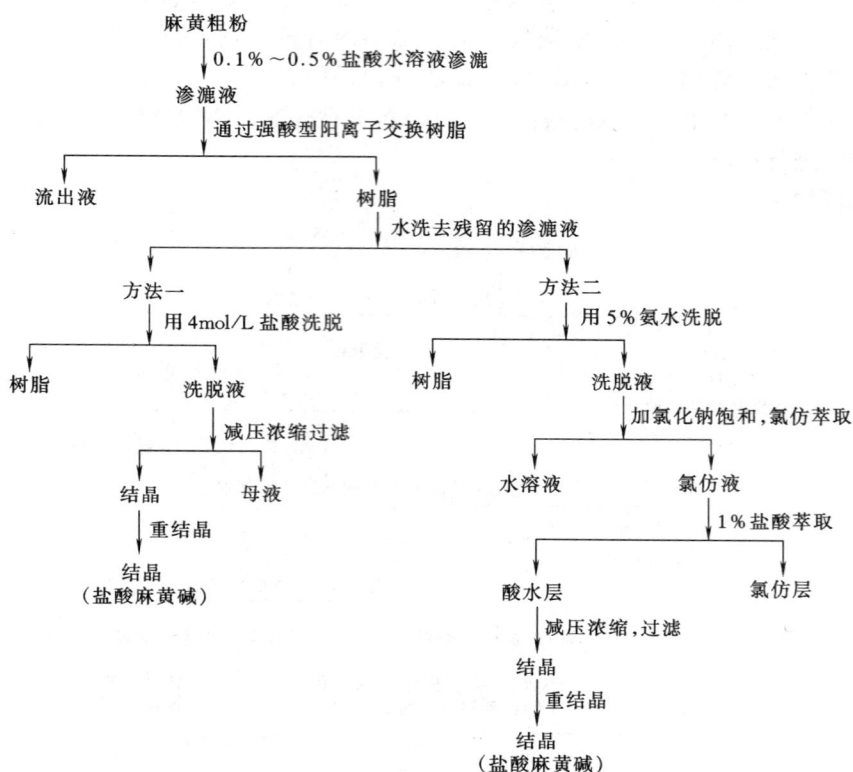

【流程说明】　用稀盐酸水渗漉，可将麻黄中的生物碱以盐酸盐的形式被提取出来，在酸水中生物碱可解离出阳离子，将生物碱的酸水溶液通过阳离子交换柱，生物碱的阳离子被交换在树脂上。用洗脱剂进行洗脱，因伪麻黄碱碱性比麻黄碱强，树脂对其的亲和力较大，因此麻黄碱先被洗脱，伪麻黄碱后被洗脱，而将两种生物碱分离开。如用 4mol/L 盐酸洗脱，可得盐酸麻黄碱。用5％氨水洗脱，可得游离麻黄碱。此外，麻黄的水提取液中钙离子对树脂的交换率影响较大，因此，可将麻黄碱的酸水提取液进行适当的处理，除掉钙离子后，再进行离子交换，或用麻黄的水蒸气蒸馏液进行离子交换。

二、三颗针中的生物碱

三颗针是小檗科小檗属多种植物的根。在我国分布很广，资源十分丰富。其中以西南和西北地区蕴藏量最多。国内有小檗属植物近 200 种，其中可供药用的有 50 多种。北方常用细叶小檗（*Berberis poiretii* Shneid）和大叶小檗（*Berberis amurensis* Rupr.），南方常用刺黄连（*B. virgelorum* Schneid）。三颗针具有清热去火的作用，因此常用作黄连和黄柏的代用品。

（一）结构与性质

三颗针中主要含有小檗碱（又称黄连素），含量一般为 1%～2%；小檗胺，含量一般为 1%～2%，另外还含有少量的药根碱和掌叶防己碱。结构如下：

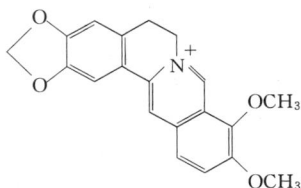

小檗碱

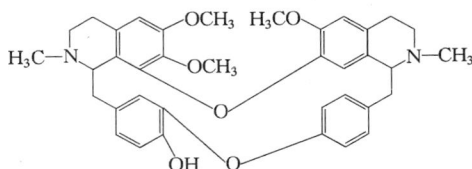

小檗胺

1. 小檗碱：小檗碱为异喹啉类生物碱，在植物体内以季铵碱的形式存在。游离的小檗碱为黄色针状结晶（水或乙醇），含有 5.5 分子结晶水，在 100℃ 干燥后可失去 3 分子结晶水，转为棕黄色，加热到 110℃ 颜色加深，变为暗色。熔点 145℃，至 160℃ 分解。能溶于冷水（1：20）或冷乙醇（1：100），易溶于热水（1：8）和热乙醇（1：12），难溶于苯、氯仿、丙酮、乙醚，几乎不溶于石油醚。其盐类大多在冷水中的溶解度比相应的游离碱小，如盐酸盐（1：500）、酸性硫酸盐（1：100）、枸橼酸盐（1：125）、硫酸盐（1：30）。但在热水中均较易溶解。盐酸小檗碱含 4 分子结晶水，市场上销售的盐酸小檗碱为 4 水物与无水物的混合物。在 60℃ 干燥可失去部分结晶水，220℃ 分解生成红棕色的小檗红碱。因此，在制备盐酸小檗碱的过程中，要注意温度不宜过高，一般不超过 80℃。

小檗碱为一种常用的广谱抗菌药，主要用于菌痢、胃肠炎、痈肿等细菌性感染。现也广泛用于消化性溃疡、糖尿病、高血压、心律失常等症。

2. 小檗胺：小檗胺属双苄基异喹啉类叔胺生物碱，为白色结晶。极难溶于水，可溶于甲醇、乙醇、氯仿、乙醚及石油醚。其硫酸盐和盐酸盐易溶于水而难溶于有机溶剂。因分子结构中含有一个酚羟基，因此可溶于碱水溶液。

小檗胺可用于治疗各种原因引起的白细胞减少症，现已制成升高白细胞的新药用于临床。

3. 药根碱和掌叶防己碱（巴马亭）：药根碱和掌叶防己碱也属于异喹啉类生物碱。药根碱的碘酸盐为红黄色针状结晶，熔点 208℃～210℃。盐酸掌叶防己碱为黄色针状结晶，熔点为 198℃ ～201℃（分解）。但它们的盐酸盐在水中的溶解度比盐酸小檗碱的大，可利用此性质进行分离。药根碱的结构中含有一个酚羟基，属酸碱两性生物碱，可溶于氢氧化钠溶液而与掌叶防己碱分离。

（二）检识

1. 丙酮试验：取盐酸小檗碱少许，加水加热溶解，加氢氧化钠进行碱化使溶液呈碱性，再加丙酮数滴，放置一定时间，小檗碱能与丙酮结合成黄色的丙酮小檗碱沉淀。

2. 漂白粉试验：小檗碱的酸性水溶液与漂白粉或氯水反应，使溶液呈现樱红色。

3. 浓硝酸试验：小檗碱的水溶液可与硝酸反应生成黄绿色硝酸小檗碱沉淀。

4. 色谱检识

（1）小檗碱、小檗胺、药根碱、掌叶防己碱的检识

吸附剂　硅胶 G。

展开剂　乙酸异戊酯-甲酸-乙醇（7：2：7）。

显色剂　先观察荧光斑点，再喷改良碘化铋钾试剂。

Rf 值　小檗碱（盐酸盐）0.52，小檗胺 0.022，药根碱（盐酸盐）0.48，掌叶防己碱（盐酸盐）0.41。

（2）盐酸小檗碱与盐酸掌叶防己碱的检识

吸附剂　硅胶 G。

展开剂　正丁醇-冰醋酸-水（7：1：2）。

紫外灯　（365nm）下观察荧光。

（三）提取与分离

【提取流程】

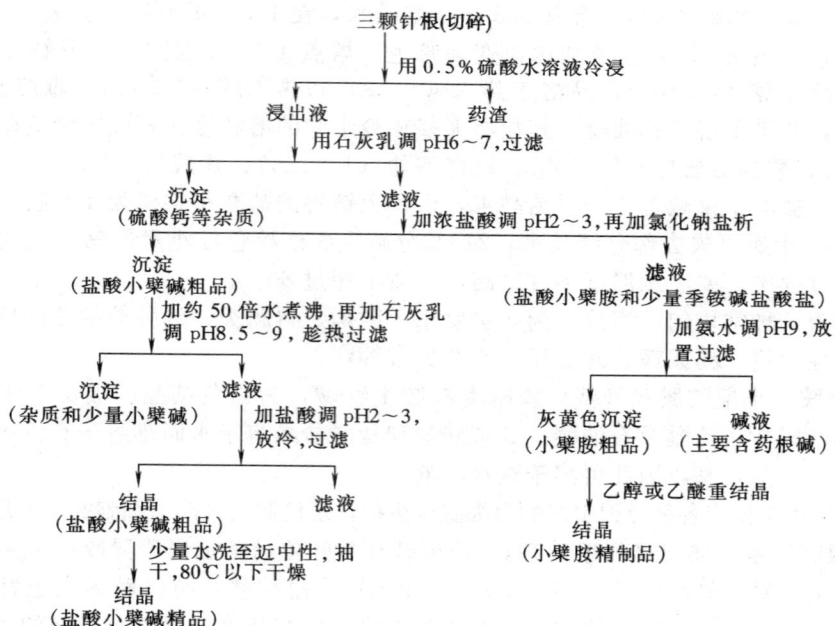

【流程说明】　本流程利用小檗碱的盐酸盐难溶于水，小檗碱和小檗胺的硫酸盐在水中溶解度大的性质，用硫酸进行提取。然后加石灰乳沉淀溶液中的粘液质等杂质，同时降低溶液的粘性。再加浓盐酸使小檗碱和小檗胺的硫酸盐转化为盐酸盐，同时利用盐析方法使盐酸小檗碱沉淀析出。因小檗胺为叔胺碱，其盐酸盐在水中的溶解度较大而留在溶液中，达到了分离的目的。含有盐酸小檗胺的滤液用氨水调 pH9 进行碱化，使盐酸小檗胺转化为游离小

檗胺，游离小檗胺不溶于水而沉淀析出。调 pH 时碱度不宜过高，因小檗胺中含有一个酚羟基，可与强碱反应成盐而溶于水。小檗碱和小檗胺的粗品分别进行精制得精制品。

三、防己中的生物碱

防己又名汉防己、粉防己。为防己科千金藤属植物粉防己 *Stephania tetrandra* S. Moore 的干燥根。味苦、辛，性寒。能祛风湿、利水消肿、行气止痛，临床上用于治疗神经痛、关节炎、肿痛等症。

（一）结构与性质

防己中的有效成分为生物碱。已分离出六种，它们的含量为 1.5%～2.3%。主要成分为粉防己碱（汉防己甲素），含量最高为 1%～2%。其次是防己诺林碱（汉防己乙素），约为 0.5%，轮环藤酚碱 0.2%。《药典》规定防己中含粉防己碱不得少于 0.7%。

粉防己碱和防己诺林碱属双苄基异喹啉类生物碱，轮环藤酚碱属于原小檗碱型的季铵碱。结构如下：

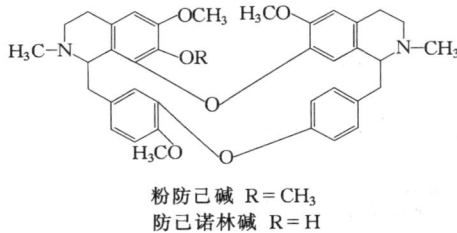

粉防己碱 R＝CH₃
防己诺林碱 R＝H

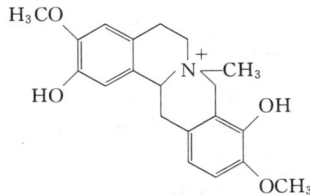

轮环藤酚碱

1. 粉防己碱：粉防己碱为白色针状结晶或结晶性粉末，无臭，味苦，熔点 217℃ ～218℃（乙醚）。从丙酮中结晶出来的粉防己碱具有双熔点，126℃ ～127℃熔融，153℃固化，217℃ ～218℃再熔融。易溶于甲醇、乙醇、丙酮、乙醚、氯仿和冷苯，溶于稀酸水溶液，不溶于水、石油醚。

2. 防己诺林碱：从不同的溶剂中结晶出来的防己诺林碱，其结晶形状及熔点不同，如从甲醇或乙醇中结晶出来的为细棒状结晶，熔点为 238℃ ～240℃。从丙酮中结晶出来的结晶为六面体或粉状，熔点为 134℃ ～136℃。防己诺林碱和粉防己碱的结构基本相似，只是防己诺林碱结构中异喹啉环上的 7 位取代基是酚羟基，而粉防己碱的 7 位为甲氧基，因此两者的亲脂性不同，防己诺林碱难溶于冷苯。可利用此性质分离粉防己碱和防己诺林碱。

3. 轮环藤酚碱：属水溶性的季铵碱，氯化物的水合物为正八面体，在甲醇、乙醇中再结晶，转为针状结晶。熔点214℃（氯化物）。可溶于水、乙醇、氯仿，难溶于苯、乙醚等低极性有机溶剂。

（二）检识

1. 粉防己碱显色反应：见生物碱的沉淀反应。

2. 色谱检识

（1）中性氧化铝薄层

展开剂　95％乙醇。

显色剂　改良碘化铋钾试剂。

Rf值　粉防己碱0.95，防己诺林碱0.80，轮环藤酚碱0.30。

（2）硅胶CMC薄层

展开剂　甲醇-氨水（7：1）。

显色剂　改良碘化铋钾试剂。

Rf值　粉防己碱0.75，防己诺林碱0.69，轮环藤酚碱0.33。

（三）提取与分离

1. 粉防己碱的提取

（1）酸水提取

【提取流程】

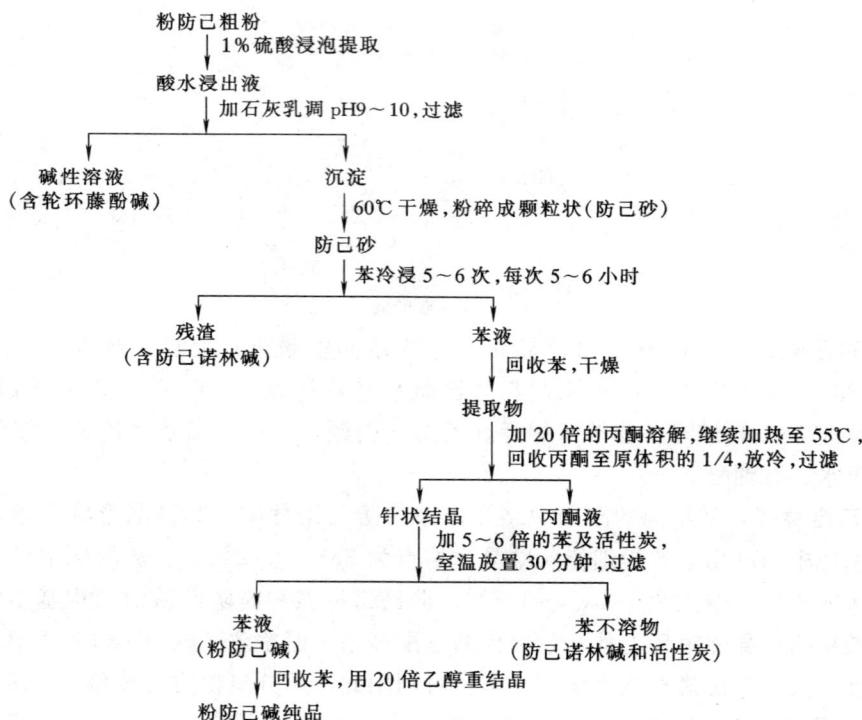

【流程说明】 本流程是利用粉防己碱和防己诺林碱可溶于酸水溶液的性质，用硫酸水浸提，防己中的生物碱以硫酸盐的形式被提取出来。加石灰乳碱化，使生物碱成游离状态，防己中的粉防己碱和防己诺林碱因水溶性小而产生沉淀。由于沉淀中还有石灰，所以可形成颗粒性粉末，称为防己砂。粉防己碱和防己诺林碱是利用它们在冷苯中溶解度的不同进行分离的。分离后得到的粉防己碱用丙酮、乙醇重结晶，可得精制品。

（2）乙醇提取

【提取流程】

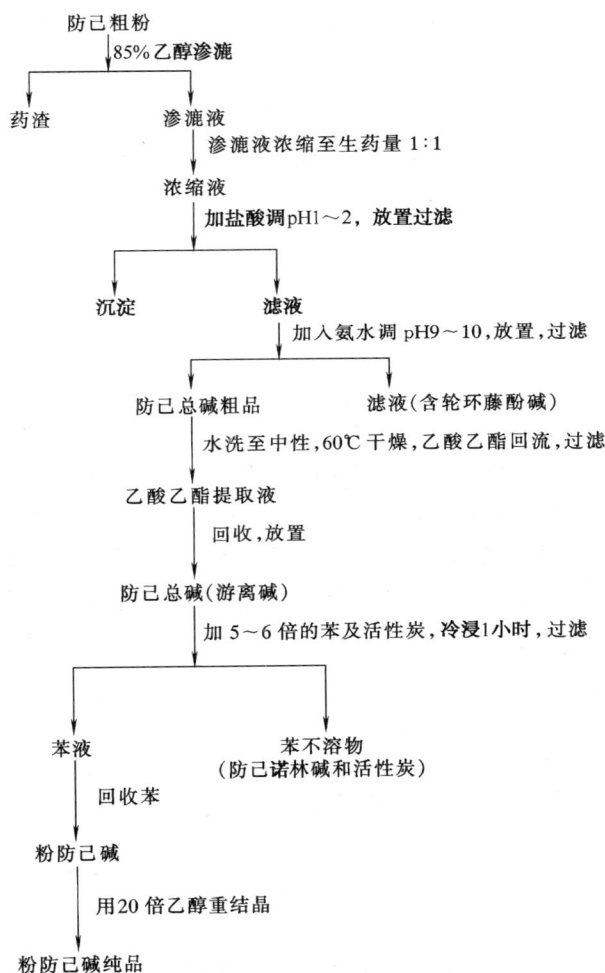

【流程说明】 本流程利用粉防己碱和防己诺林碱可溶于亲水性有机溶剂的性质，用乙醇渗漉提取。渗漉液经浓缩、酸化、碱化等精制步骤，得游离的总生物碱。利用粉防己碱和防己诺林碱在冷苯中溶解度的不同，将两者分离。

2. 轮环藤酚碱的提取

【提取流程】

粉防己碱提取过程中的碱性水溶液

　　加盐酸酸化,加饱和的雷氏铵盐溶液至沉淀完全,放置

生物碱雷氏盐沉淀

　　加丙酮溶解,过滤

丙酮液　　　　　　　　　　　　　　残渣

　　通过氧化铝柱,丙酮冲洗,洗至淡红色。滤液和洗液合并

丙酮液

　　加入热的饱和硫酸银水溶液,过滤

雷氏银盐沉淀　　滤液(生物碱硫酸盐)

　　回收适量的丙酮,加氯化钡溶液,过滤

硫酸钡沉淀　　滤液(生物碱盐酸盐)

　　减压浓缩放置

粗品

　　热水重结晶

轮环藤酚碱盐酸盐

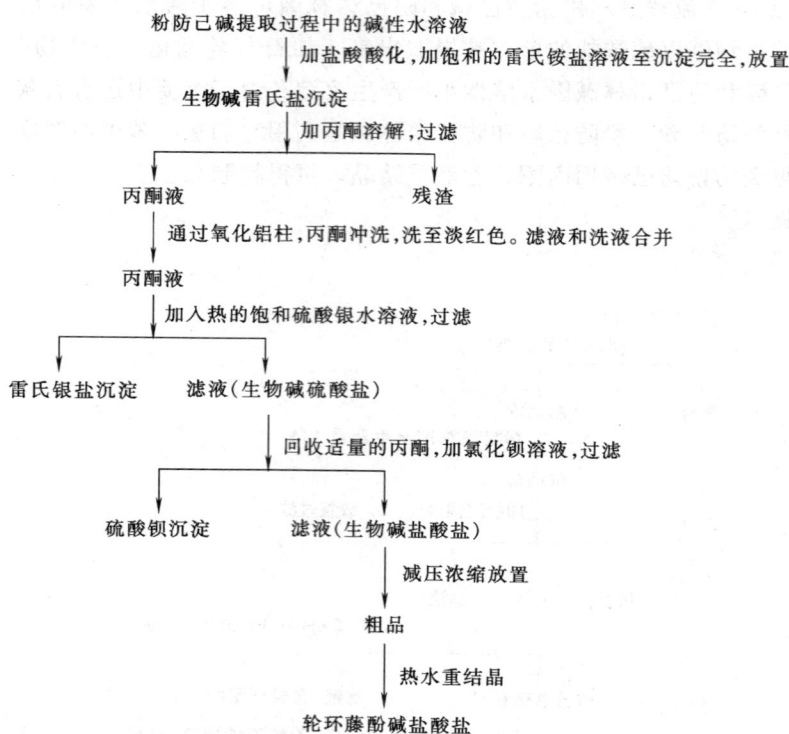

【流程说明】　因轮环藤酚碱是季铵碱,游离时可溶于水溶液,因此在生物碱提取过程中,溶液中加碱后,其它的生物碱游离而沉淀析出,只有轮环藤酚碱留在碱液中。生物碱的沉淀试剂雷氏铵盐可与季铵碱产生沉淀,所以用雷氏铵盐在酸性条件下沉淀出碱液中的轮环藤酚碱,用硫酸银将生物碱的雷氏盐转化为硫酸盐。再加氯化钡使硫酸盐转化为盐酸盐,精制后得轮环藤酚碱盐酸盐。

四、莨菪生物碱类

莨菪生物碱是指存在于茄科植物洋金花、莨菪叶、颠茄叶、曼陀罗、天仙子、山莨菪等药材中的一类生物碱。主要包括莨菪碱、东莨菪碱、山莨菪碱、樟柳碱等。这类生物碱常称为托品类生物碱、颠茄类生物碱。

(一) 结构与性质

莨菪类生物碱是由莨菪醇与有机酸结合而成的酯类化合物,均属于具有强烈生理活性的抗胆碱药物。此类生物碱的分子中都有叔氮原子结合在环内,呈碱性。东莨菪碱、樟柳碱的分子结构中 6、7 位有氧环,对氮原子上的孤对电子产生空间位阻,使其吸引氢质子的能力减弱,因此碱性较弱。山莨菪碱结构中 6 位有羟基,对氮原子也可产生空间位阻,但比含氧环的位阻小,因此碱性比东莨菪碱、樟柳碱强。莨菪碱的结构中无空间位阻,碱性最强。结构式如下:

莨菪碱

山莨菪碱

东莨菪碱

樟柳碱

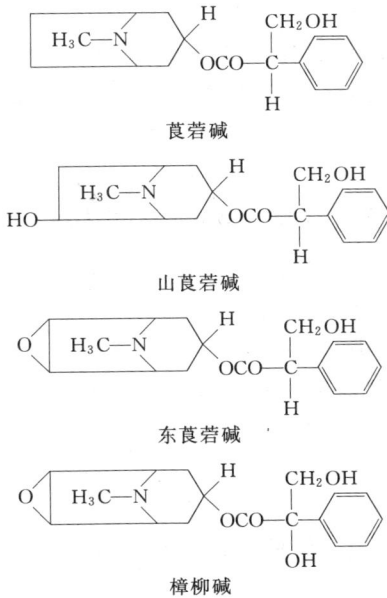

1. 莨菪碱：为白色针状结晶，熔点为 108.5℃，可溶于乙醇、氯仿、乙醚、苯及四氯化碳，难溶于水。

2. 阿托品：是莨菪碱的消旋体，不存在于植物中，是在提取过程中由莨菪碱消旋化产生的。临床上主要用于解痉、镇痛。游离阿托品为长柱状结晶，熔点 114℃～116℃（丙酮），难溶于冷水，略溶于乙醚，可溶于四氯化碳、苯、热水，易溶于乙醇、氯仿。常作药用的硫酸阿托品为白色结晶性粉末，熔点为 190℃～196℃，易溶于水及乙醇，难溶于氯仿、乙醚、丙酮等有机溶剂。

3. 山莨菪碱：为针状结晶，熔点为 162℃～164℃。因分子中比莨菪碱多一个羟基，极性增强，故能溶于水、乙醇，难溶于四氯化碳等极性较弱的有机溶剂。

4. 东莨菪碱、樟柳碱：东莨菪碱为粘稠性液体，能溶于水，易溶于热水、乙醇、乙醚、丙酮、氯仿，难溶于苯、四氯化碳、石油醚。东莨菪碱、樟柳碱常用的盐为氢溴酸盐，东莨菪碱的氢溴酸盐为白色结晶或呈颗粒状，樟柳碱的氢溴酸盐为白色块状结晶。均易溶于水及乙醇，微溶于氯仿等有机溶剂。

（二）检识

1. 与生物碱沉淀试剂反应：本类生物碱能与多数生物碱沉淀试剂产生沉淀。其酸水液与碘-碘化钾试剂反应，产生结晶性沉淀，置显微镜下观察呈暗紫色飞鸟状。与碘化铋钾试剂反应，则产生橙色沉淀。

2. 氯化汞试剂反应：阿托品与氯化汞的乙醇液反应，生成黄色沉淀，加热后转为红色。东莨菪碱碱性比阿托品的碱性弱，无此反应，但可与氯化汞反应生成白色的分子复合物沉淀。

3. 硝基醌反应：莨菪碱、东莨菪碱和山莨菪碱用发烟硝酸处理，其分子结构中的莨菪酸部分硝基化，生成三硝基衍生物，此衍生物再与碱性乙醇溶液反应，转变为紫色醌式结构。开始为深紫色，接着转为暗红色，最后颜色消失。

4. 色谱检识

（1）东莨菪碱、莨菪碱、山莨菪碱、樟柳碱

吸附剂　中性氧化铝，不含粘合剂，活度Ⅱ～Ⅲ级，200目。

展开剂　二甲苯-丙酮-无水乙醇-二乙胺（50∶40∶10∶0.6）。

显色剂　改良碘化铋钾试剂∶碘-碘化钾试剂（1∶1）。

Rf 值　东莨菪碱0.72（棕色）、莨菪碱0.50（紫棕色）、山莨菪碱0.22（灰紫色）、樟柳碱0.08（棕色）。

（2）曼陀罗中的东莨菪碱、阿托品

吸附剂　硅胶 G，110℃活化30分钟。

展开剂　①甲苯-丙酮-乙醇-氨水（4∶5∶0.6∶0.4）；②氯仿-二乙胺（9∶1）。

显色剂　碘化铋钾试剂。

（3）氢溴酸东莨菪碱、硫酸阿托品

吸附剂　硅胶 G。

展开剂　乙酸乙酯-甲醇-浓氨水溶液（17∶2∶1）

显色剂　改良碘化铋钾试剂。

（三）提取与分离

1. 从颠茄中提取莨菪碱并转为阿托品

【提取流程】

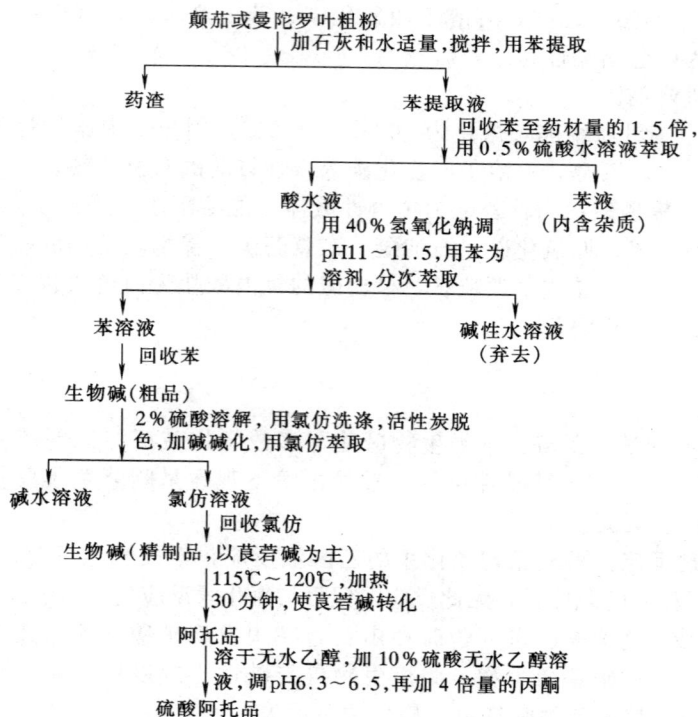

【流程说明】　　本流程是利用游离生物碱易溶于有机溶剂，难溶于水的性质，首先将原料进行碱化，使原料中的生物碱呈游离状态，再用有机溶剂苯进行提取。然后用硫酸水溶液、苯、氯仿等反复进行萃取，除去脂溶性和水溶性杂质，用活性炭除去色素，得到以莨菪碱为主的生物碱精制品。再在115℃～120℃的条件下进行加热，使莨菪碱消旋化，得阿托品。加入硫酸与阿托品生成硫酸阿托品。因硫酸阿托品难溶于丙酮，因此加入4倍量的丙酮，使硫酸阿托品从溶液中沉淀析出。

2. 山莨菪碱、樟柳碱和阿托品的提取与分离：目前用于提取山莨菪碱和樟柳碱及阿托品的植物资源十分丰富，主要有分布于青海、西藏等地的喜马拉雅东莨菪（*Anisodus Luridus* Link et Otto）、唐古特山莨菪〔*Anisodus tangulicus*（Maxim.）Pasch. ＝S. tangutica Maxim. 山莨菪〕、矮莨菪（*Przewalskia tangutica* Maxim.）等植物。

【提取流程】

【流程说明】　本流程利用生物碱可溶于乙醇的性质，用乙醇提取总生物碱。利用莨菪碱亲脂性最强的性质，用四氯化碳进行萃取，与亲脂性较弱的山莨菪碱和樟柳碱分离。再利用樟柳碱的碱性比山莨菪碱的碱性弱的性质，用氨水碱化到不同的 pH 值使之分离。分别进行精制得纯品。

第七节　主要含生物碱的常用中药

表 3-2　　　　　　　　　　　　　　　主要含生物碱的常用中药

中药名称	原　植　物	主要生物碱
槟榔	棕榈科植物槟榔 *Areca catechu* L. 的干燥成熟种子	主要含槟榔碱、槟榔次碱等多种生物碱，另外含鞣质、槟榔红、脂肪等。《药典》规定其中的槟榔碱不少于 0.3%
颠茄草	茄科植物颠茄 *Atropa belladonna* L. 的干燥全草	主要含莨菪碱、东莨菪碱、山莨菪碱、阿托品、樟柳碱等。《药典》规定其中的莨菪碱不少于 0.3%
防己	防己科植物粉防己 *Stephania tetrandra* S. Moore 的干燥根	主要含有粉防己碱、防己诺林碱、轮环藤酚碱等。《药典》规定其中的粉防己碱不少于 0.7%
广防己	马兜铃科植物广防己 *Aristolochia fangchi* Y. C. Wu ex L. D. Chou et S. M. Hwang 的干燥根	含马兜铃内酰胺、尿囊素等，另外还含有有机酸、甾醇等
麻黄	麻黄科植物草麻黄 *Ephedra sinica* Stapf、中麻黄 *Ephedra intermedia* Schrenk et C. A. Mey. 或木贼麻黄 *Ephedra equisetina* Bge. 的干燥草质茎	含麻黄碱、伪麻黄碱、去甲麻黄碱、去甲伪麻黄碱等。《药典》规定其中的麻黄碱不少于 0.8%
麻黄根	麻黄科植物草麻黄 *Ephedra sinica* Stapf、中麻黄 *Ephedra intermedia* Schrenk et C. A. Mey. 的干燥根及根茎	含麻根素及麻黄根碱 A、B、C 等多种生物碱
山豆根	豆科植物越南槐 *Sophora tonkinensis* Gapnep. 的干燥根及根茎	含苦参碱、氧化苦参碱、N-甲基金雀花碱等生物碱，另含黄酮、苷、酚类化合物。《药典》规定其中的氧化苦参碱不少于 0.4%
马钱子	马钱科植物马钱 *Strychnos nux-vomica* L. 的干燥成熟种子	含士的宁、马钱子碱，还含有异番木碱等多种微量生物碱，另含番木鳖苷及绿原酸等。《药典》规定其中的士的宁含量为 1.2%～2.2%
吴茱萸	芸香科植物吴茱萸 *Evodia rutaecarpa* (Juss.) Benth.、石虎 *Evodia rutaecarpa* (Juss.) Benth. var. *officinalis* (Dode) Huang 或疏毛吴茱萸 *Evodia rutaecarpa* (Juss.) Benth. var. *bodinieri* (Dode) Huang 的干燥近成熟果实	含吴茱萸碱、吴茱萸次碱等多种生物碱。另含挥发油、吴茱萸内酯等。《药典》规定其中的吴茱萸胺、吴茱萸次碱不少于 2.0%
苦参	豆科植物苦参 *Sophora flavescens* Ait. 的干燥根	含苦参碱、氧化苦参碱等多种生物碱，另含黄酮类化合物。《药典》规定其中的苦参碱不少于 0.08%
洋金花	茄科植物白曼陀罗 *Datura metel* L. 的干燥花	含莨菪碱、东莨菪碱等多种生物碱。《药典》规定其中的东莨菪碱不少于 0.3%

（续表）

中药名称	原 植 物	主要生物碱
益母草	唇形科植物益母草 *Leonurus japonicus* Houtt. 的新鲜或干燥地上部分	含益母草碱、水苏碱、益母草定、益母草宁等生物碱，另含黄酮、植物甾醇、氯化钾等。《药典》规定，干燥益母草中盐酸水苏碱不得少于 0.40%，新鲜益母草中盐酸水苏碱不得少于 1.0%
秦艽	龙胆科植物秦艽 *Gentiana macrophylla* Pall.、麻花秦艽 *Gentiana straminea* Maxim.、粗茎秦艽 *Gentiana crassicaulis* Duthie ex Burk. 或小秦艽 *Gentiana dahurica* Fisch. 的干燥根	含龙胆碱、龙胆次碱、秦艽丙素等生物碱，另含龙胆苦苷
黄柏	芸香科植物黄皮树 *Phellodendron chinense* Schneid. 或黄檗 *Phellodendron amurense* Rupr. 的干燥树皮	含小檗碱、黄柏碱、木兰碱等多种生物碱，另含粘液质、黄柏酮、黄柏内酯、甾醇等
浙贝母	百合科植物浙贝母 *Fritillaria thunbergii* Miq. 的干燥鳞茎	含浙贝母碱、去氢浙贝母碱及其它四种微量生物碱
草乌	毛茛科植物北乌头 *Aconitum kusnezoffii* Reichb. 的干燥块根	含乌头碱、次乌头碱、中乌头碱、异乌头碱、素馨乌头碱、塔拉第胺、川乌碱甲、川乌碱乙等

【思考与练习】

1. 生物碱的含义？

2. 生物碱在酸碱性上呈现哪种性质，为什么？从哪几方面进行分析？

3. 常用的生物碱沉淀试剂有哪几种？生物碱沉淀反应的条件及注意事项？

4. 常用的生物碱显色试剂有哪几种？

5. 常用的生物碱提取方法及分离方法有哪几种？

6. 指出下列生物碱的结构类型

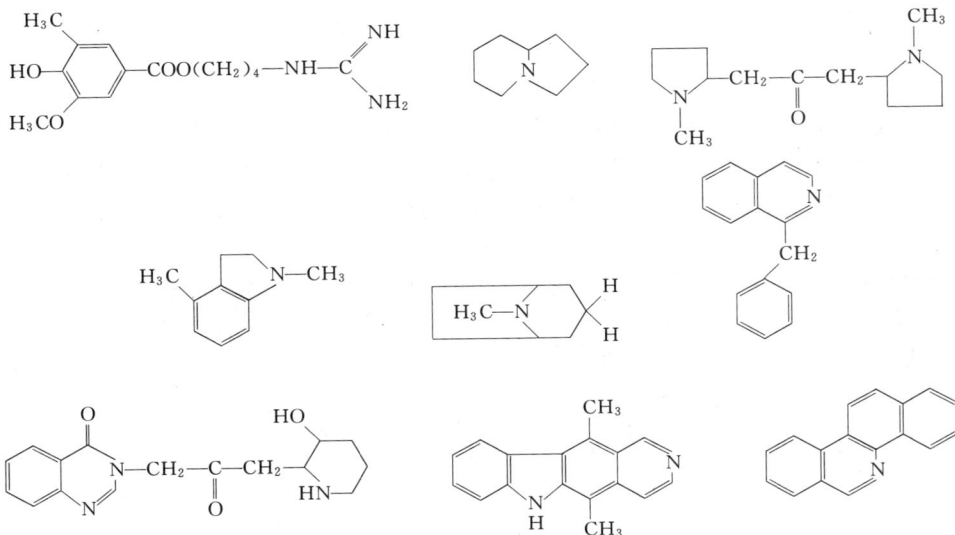

第四章 苷 类

第一节 苷的含义、结构组成与分类

一、苷的含义与结构组成

苷类是由糖或糖的衍生物的端基碳原子（即 C_1）与非糖物质连接而成的化合物，又称甙或配糖体。非糖部分称为苷元，又称甙元或配糖基，糖与苷元连接的键称苷键，形成苷键的原子称苷键原子。如毛茛苷、天麻苷等。

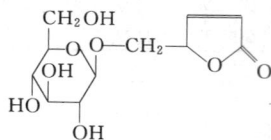
毛茛苷

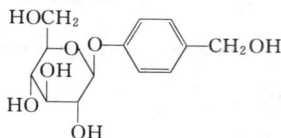
天麻苷

二、苷的分类

（一）按糖端基碳上羟基构型不同分为 α-苷和 β-苷，如

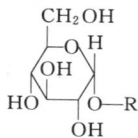
α-D-葡萄糖苷

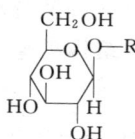
β-D-葡萄糖苷

在糖的化学中，称 C_1 为端基碳原子，C_1 上的羟基是半缩醛羟基，性质最活泼，常由 C_1-羟基与非糖物质缩合而成苷。糖的 C_1-羟基有 α-及 β-两种构型，凡由 α-构型的糖形成的苷称为 α-苷，由 β-构型的糖形成的苷称为 β-苷。天然苷类由 D-糖形成的苷常为 β-苷，由 L-糖形成的苷常为 α-苷。

（二）按苷键原子不同分为氧苷、硫苷、氮苷和碳苷，以氧苷数量最多。

1. 氧苷（O-苷）：由苷元的酚羟基或醇羟基与糖的 C_1-羟基脱水缩合生成的苷。如龙胆苦苷、苦杏仁苷、牡丹酚苷、靛苷等。

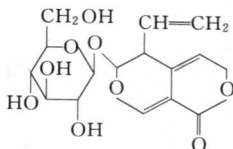
龙胆苦苷

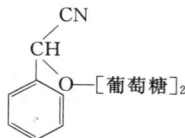
苦杏仁苷

靛苷　　　　　　　　　　牡丹酚苷

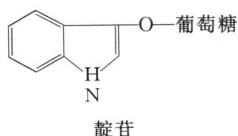

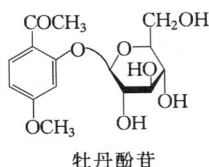

2. 硫苷（S-苷）：由苷元通过硫原子与糖的 C_1 相连而成的苷，主要存在于十字花科植物中。如黑芥子苷、萝卜苷等。

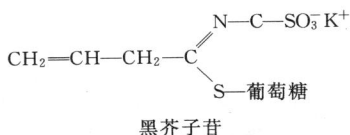

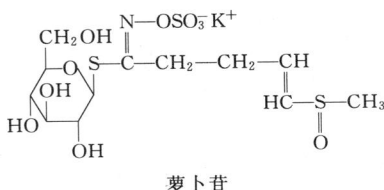

黑芥子苷

萝卜苷

3. 氮苷（N-苷）：由苷元的氮原子与糖的 C_1 相连而成的苷，如虫草素、巴豆苷等。

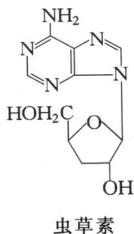

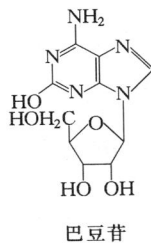

虫草素　　　　　　　　巴豆苷

4. 碳苷（C-苷）：由苷元的碳原子与糖的 C_1 直接相连（没有苷键原子）而成的苷，多为糖的苷羟基与苷元上活泼氢失水缩合而成，如芦荟苷、葛根素等。

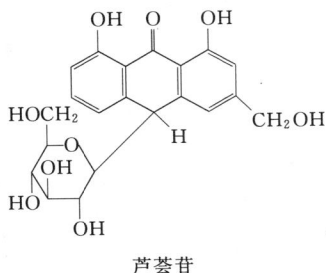

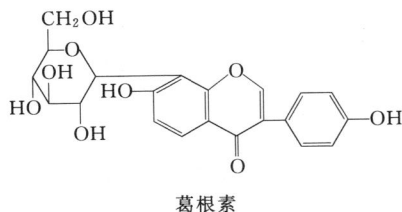

芦荟苷　　　　　　　　葛根素

苷类又可根据糖的数目不同分为单糖苷、双糖苷、三糖苷等。

苷类还可根据苷在植物体内存在状况分为原生苷、次生苷。原生苷即原存于植物体的苷，次生苷即在酶的作用下，水解脱去部分糖而生成的苷。

但是，苷的分类主要以苷元结构为依据进行分类，例如黄酮苷、蒽醌苷、香豆素苷等；也有依据苷的生物活性或特异性质分类，如强心苷、皂苷。

第二节 苷的通性

苷类因苷元结构不同，其性质有很大差别，但所有苷类结构中都含糖和苷键，因此具有一些相同和相似的性质。

一、性状

苷类化合物多是固体，一般是无定形粉末，连糖少的为结晶；苷类一般无味，但有的具苦味，也有的具甜味或辛辣味。苷类的颜色取决于苷元的结构，苷元具有较长共轭体系者有颜色，如黄酮苷、蒽醌苷等。苷的结构中都含糖，故结构中至少有一个手性碳原子（C_1），因此都有旋光性，且多呈左旋性。苷类无还原性。苷类水解后，产生苷元和单糖，使溶液由左旋转为右旋，并且显示还原性。这一性质可用作苷类检识。

二、溶解性

苷具亲水性，可溶于水、甲醇、乙醇、正丁醇等极性有机溶剂，难溶于乙醚、氯仿、苯等有机溶剂。苷的亲水性与连接糖的数目及苷元的结构有密切关系。苷元上极性基团多，糖分子数目多，水溶性明显增大。苷元一般具有亲脂性，可溶于醇、乙酸乙酯、氯仿、乙醚等有机溶剂。C—苷与O—苷不同，在水及有机溶剂中溶解度都较小。

三、水解性

苷类结构中的苷键不稳定，在一定条件下易发生水解，生成糖和苷元或糖和次生苷。分为酶催化水解和酸催化水解。

1. 酶催化水解：酶水解反应较缓和，通常在50℃以下水中即可进行。酶水解有选择性，一般情况下，α-苷酶只能水解α-苷，β-苷酶只能水解β-苷，酶水解一般易得到次生苷和单糖，也可得到苷元和单糖。如原生苷结构中含多个苷键时，可保留部分苷键不水解而生成次生苷和糖。如苦杏仁苷的水解。

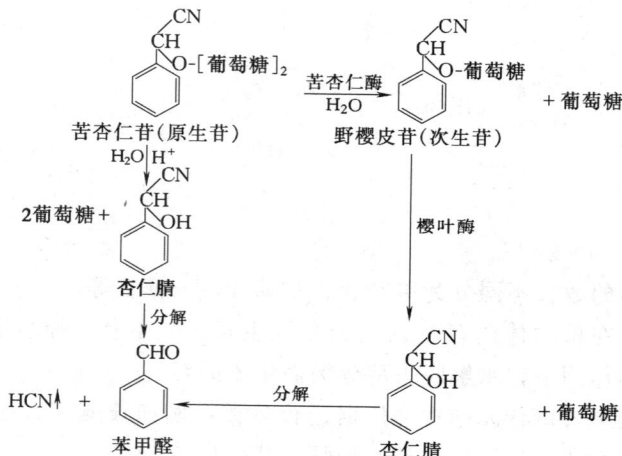

2. 酸催化水解：酸水解反应较剧烈，一般在一定浓度稀酸水或酸性乙醇中加热进行，生成苷元和糖。因组成苷键原子不同，被酸水解的难易程度不同，其顺序由易到难为：N－苷、O－苷、S－苷、C－苷。C－苷一般不被酸所水解。

四、检识

1. α-萘酚反应：凡是糖、苷都有此反应。糖或苷都可在浓硫酸作用下与 α-萘酚试剂反应。操作时取供试液加入 α-萘酚乙醇溶液混匀后，再沿试管壁加入适量浓硫酸，不得振摇，使成两相液体。在两液界面处产生紫红色环。

2. 费林反应：凡是还原性糖都可与费林试剂反应产生砖红色的氧化亚铜沉淀，多糖及苷经水解后也能产生此类反应。假如同时测定水解前后两份试液，如果水解前呈负反应，水解后呈正反应，或经水解后的试液生成的砖红色沉淀比水解前多，都表明含有多糖或苷类成分。

第三节 苷 的 提 取

含苷的药材中都有能水解此苷的酶存在，只是不在同一细胞中，如要提取原生苷，必须设法抑制酶的活性，通常可用热乙醇或沸水提取；若须提取次生苷，又可利用酶的活性，使原生苷被酶水解失去部分糖生成次生苷。做法是在提取前将药材粗粉加适量水拌匀，加热至35℃左右保持 24 小时，可达酶解目的，再进行提取得其次生苷。因苷的结构与性质差别很大，难用统一方法提取，一般采用不同溶剂，按极性由小到大的顺序提取。

【思考与练习】

1. 解释苷、次生苷、苷元、苷键原子的含义。
2. α-苷与 β-苷有何区别？
3. 何谓原生苷、次生苷？各举一例。
4. 何谓氧苷、硫苷、氮苷和碳苷？并各举一例。

第五章　黄酮类化合物

黄酮类化合物是广泛存在于自然界的一大类化合物，大多具有颜色。黄酮类化合物在植物体内大部分与糖结合成苷，少数以游离形式存在。

第一节　黄酮类化合物的结构、分类及生物活性

一、黄酮类化合物的结构

过去黄酮类化合物主要是指基本母核为 2-苯基色原酮的一系列化合物。

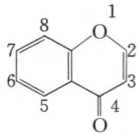

色原酮

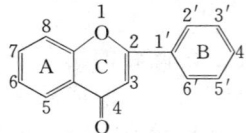

黄酮（2-苯基色原酮）

由于这类化合物大多显黄色，分子结构中有酮基，所以称之为黄酮。随着对黄酮类化合物的深入研究，发现黄酮类化合物的概念已超出原来的范畴，目前将两个苯环（A 与 B）通过三个碳原子相互连接而成的一系列化合物统称为黄酮类化合物。分子中具有 6C—3C—6C 结构，基本骨架为：

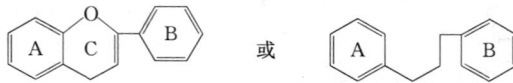

或

二、黄酮类化合物的分类

根据三碳链的氧化程度、B 环（苯基）连接的位置（2 位或 3 位）以及三碳链是否构成环状等特点，可将主要的黄酮类化合物进行如下分类：

（一）黄酮、黄酮醇类

基本结构

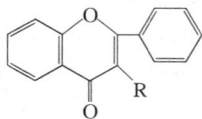

黄酮　R＝H
黄酮醇　R＝OH

黄酮的母核为 2-苯基色原酮，若 C₃ 位上有羟基取代则为黄酮醇。

例如：常用中药金银花、菊花中的木犀草素，黄芩中的黄芩苷、黄芩素等均为黄酮衍生物。

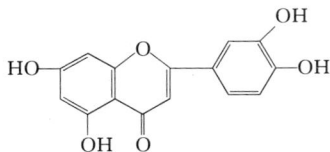

木犀草素

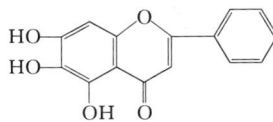

黄芩素

又如：槲皮素及其苷是植物界分布最广的黄酮醇衍生物，高良姜、银杏叶中的山奈酚亦为黄酮醇衍生物。

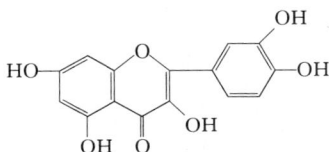

槲皮素

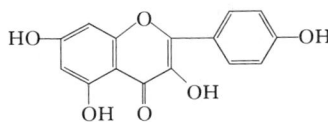

山奈酚

（二）二氢黄酮、二氢黄酮醇类

基本结构：

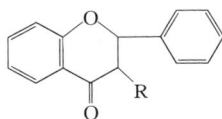

二氢黄酮　R＝H

二氢黄酮醇　R＝OH

黄酮的 C₂ 与 C₃ 位间的双键被氢化即为二氢黄酮，二氢黄酮的 C₃ 位有羟基取代则为二氢黄酮醇。

例如：陈皮中的橙皮素及其苷、甘草中的甘草素及其苷等均为二氢黄酮衍生物。

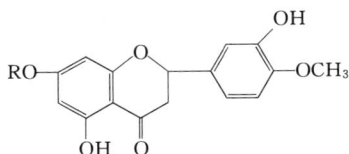

橙皮素　R＝H

橙皮苷　R＝芸香糖基

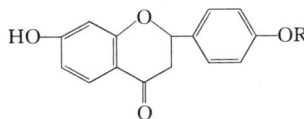

甘草素　R＝H

甘草苷　R＝葡萄糖基

又如：桑枝中的二氢桑色素、黄柏叶中的黄柏素等均为二氢黄酮醇衍生物。

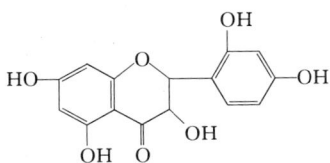

二氢桑色素

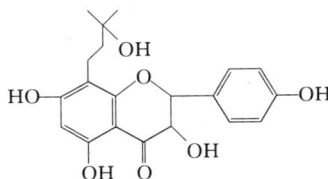

黄柏素

（三）异黄酮类

基本结构：

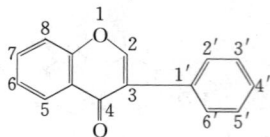 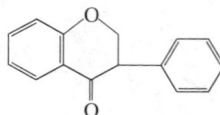

异黄酮　　　　　　　　　　　二氢异黄酮

母核为 3-苯基色原酮的称为异黄酮，异黄酮的 C_2 与 C_3 位间的双键被氢化则称为二氢异黄酮。例如：葛根中含有的大豆素、大豆苷、葛根素及射干中含有的野鸢尾素、野鸢尾苷等均为异黄酮的衍生物。

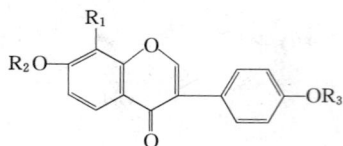

大豆素　　$R_1=R_2=R_3=H$
大豆苷　　$R_1=R_3=H$　　$R_2=$葡萄糖基
葛根素　　$R_1=$葡萄糖基　　$R_2=R_3=H$

（四）双黄酮类

基本结构：

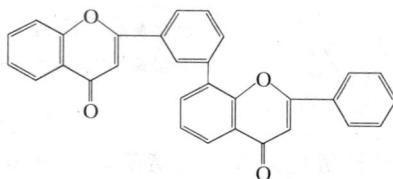

双黄酮

双黄酮是由两分子黄酮衍生物聚合生成的二聚物。

例如：银杏叶中含有的银杏素、异银杏素、白果素等为 $C_{5'}-C_{8''}$ 相结合的双黄酮衍生物，而柏黄酮为 $C_8-C_{8''}$ 相结合的双黄酮衍生物。

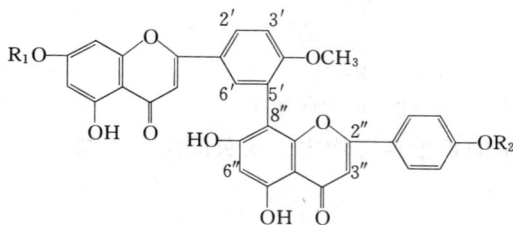 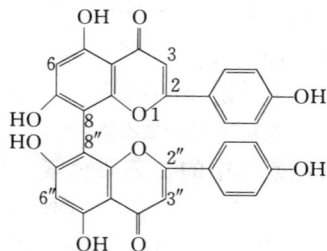

银杏素　　$R_1=CH_3$　　$R_2=H$
异银杏素　　$R_1=H$　　$R_2=CH_3$
白果素　　$R_1=R_2=H$

柏黄酮

另有一种是以 C－O－C 醚键结合形式相聚合的双黄酮，如柏科植物侧柏叶中含有的扁柏黄酮是两分子芹菜素通过 $C_{4'}-O-C_{6''}$ 醚键连接而成。

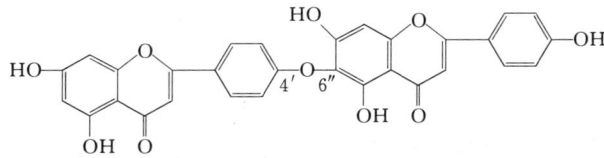

扁柏黄酮

（五）查耳酮类

基本结构：

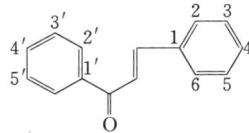

查耳酮

查耳酮的定位编号与上述黄酮类化合物不同。其结构为苯甲醛缩苯乙酮，2′位往往有羟基取代，它的2′-羟基衍生物可看作是二氢黄酮的异构体，两者可以相互转化，在酸的作用下转化为无色的二氢黄酮，碱化后又转化为黄色的2′-羟基查耳酮。

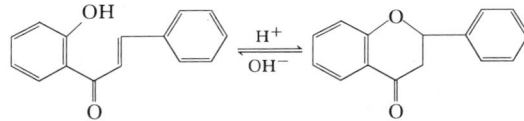

2′-羟基查耳酮　　　　　　　二氢黄酮

例如：红花的花中含红花苷、新红花苷及醌式红花苷。其主要成分为红花苷，是2′-羟基查耳酮的衍生物。红花在不同开花时期颜色的不同变化主要是因为红花苷（2′-羟基查耳酮）与新红花苷（二氢黄酮）的相互转化。开花初期，由于花中主要含无色的新红花苷及微量的红花苷，故花冠呈淡黄色；开花中期由于花中主要含黄色的红花苷，故花冠呈黄色；开花后期及采收干燥过程中由于红花苷受植物体内酶的作用氧化成红色的醌式红花苷，故花冠呈红色或深红色。

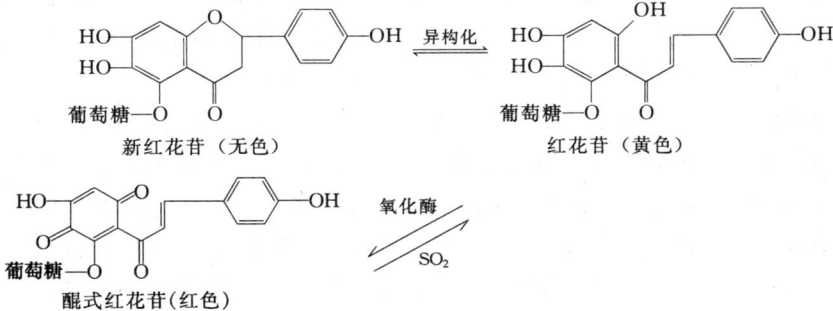

新红花苷（无色）　　　　　　红花苷（黄色）

醌式红花苷(红色)

（六）其他类

黄酮类化合物除了上述结构类型外，常见的还有花色素、黄烷-3-醇等。

1. 花色素类

基本结构：

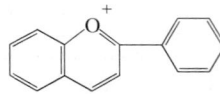

色原烯　　　　　　　　　花色素母核（2-苯基色原烯）

花色素又称花青素，广泛存在于植物的花、果、叶、茎等部位，是形成植物蓝、紫、红等颜色的一类水溶性色素，它们多以苷的形式存在，故又称花色苷。

例如：矢车菊素、飞燕草素、天竺葵素以及它们所组成的苷类是植物中的主要花色素。

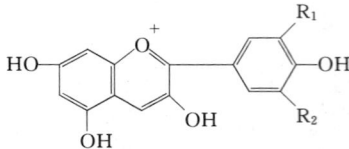

矢车菊素　　$R_1 =$ OH　　$R_2 =$ H
飞燕草素　　$R_1 = R_2 =$ OH
天竺葵素　　$R_1 = R_2 =$ H

2. 黄烷-3-醇类

基本结构：

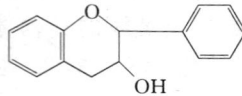

黄烷-3-醇

黄烷-3-醇类化合物大多是缩合鞣质的前体，例如儿茶素与表儿茶素。

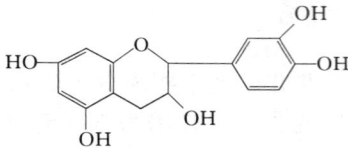

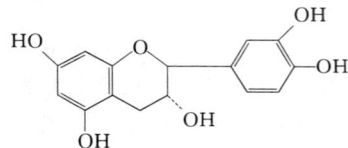

（＋）儿茶素　　　　　　　　　　　　　（－）表儿茶素

三、黄酮类化合物的生物活性

黄酮类化合物广泛分布于植物界，有文献估计约有 20％的中草药含有黄酮类化合物，甚至人类日常生活中用到的粮食、蔬菜以及水果中也含有。中药中主要存在于芸香科、唇形科、豆科、伞形科、银杏科、菊科等植物中。

黄酮类化合物因大多具有颜色，过去曾作为天然染料应用，后来逐渐发现了它们的医疗价值，才引起人们的重视。黄酮类化合物生物活性广泛，毒性小，很多制剂可长期使用。例如：芦丁、槲皮素等能增强心脏收缩，减少心脏搏动数。杜鹃素、紫花杜鹃素等有止咳祛痰作用。黄芩素、木犀草素等有抗菌消炎作用。芦丁、橙皮苷、儿茶酸类等具有抗毛细血管脆性和异常透过性作用。牡荆素、汉黄芩素等具有抑制肿瘤细胞作用。水飞蓟素有保肝作用。

第二节　黄酮类化合物的理化性质及检识

化合物的性质取决于其结构特点，某些黄酮具有特殊的结构——交叉共轭体系，该结构决定了各种黄酮性质上的差异，具有交叉共轭体系的结构有黄酮、黄酮醇、查耳酮等黄酮类。交叉共轭体系是指两组双键互不共轭，但分别与第三组双键共轭，如：

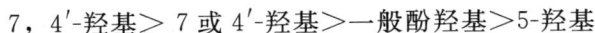

一、性状

（一）形状

黄酮类化合物多为结晶形固体，少数为无定形粉末，如某些黄酮苷类。

（二）颜色

多数黄酮类化合物具有颜色。一般说来，黄酮、黄酮醇及其苷多呈灰黄色至黄色，查耳酮为黄色至橙黄色，而二氢黄酮、二氢黄酮醇、异黄酮类，因分子中不存在交叉共轭体系或共轭体系较短，故不显色（二氢黄酮、二氢黄酮醇）或微黄色（异黄酮）。花色素所显的颜色，随着 pH 值不同而改变，一般 pH<7 显红色，pH8.5 左右显紫色，pH>11 显蓝色。

（三）旋光性

化合物分子结构中有手性碳原子即不对称碳原子者具有旋光性。二氢黄酮、二氢黄酮醇、黄烷醇等分子结构中有手性碳原子故有旋光性；黄酮、黄酮醇、查耳酮等分子结构处于交叉共轭体系，无手性碳原子，故没有旋光性；异黄酮分子结构中的每个碳原子都在共轭体系中，也无手性碳原子，不具备旋光性。黄酮苷由于在结构中引入糖的部分，故均有旋光性，且多为左旋性。

二、溶解性

黄酮类化合物因其结合状态不同，结构母核不同，溶解度有一定差异。

一般游离黄酮难溶或不溶于水，易溶于甲醇、乙醇、氯仿、乙醚等有机溶剂，花色素因分子结构以离子形式存在，极性较大，故易溶于水。

黄酮苷类亲水性强，一般易溶于热水、稀乙醇、甲醇等极性较强的溶剂，不溶或难溶于苯、乙醚、氯仿、石油醚等有机溶剂。

黄酮及其苷均可溶于碱性水溶液中。

三、酸性

黄酮类化合物分子中具有酚羟基，所以显酸性，可溶于碱水溶液中。其酸性强弱与酚羟基的数目和位置有关。一般分子中酚羟基数目越多，酸性越强；C_7 和 C_4' 位有羟基取代时，酸性最强；C_5 位有羟基取代时，酸性最弱。黄酮中酚羟基酸性由强到弱的顺序如下：

7，4'-羟基> 7 或 4'-羟基>一般酚羟基>5-羟基

由于 C_7 和 C_4' 位羟基都与羰基处于交叉共轭体系中，羰基的吸电子作用使这两个羟基氧原子上的电子云密度降低，羟基中的氢易解离成氢质子，故酸性最强。C_5 羟基由于能与 C_4 位羰基形成分子内氢键，使羟基中的氢难以解离，故酸性最弱。

利用黄酮类化合物酸性强弱的不同可采用 pH 梯度萃取法分离该类化合物。

四、检识

（一）盐酸-镁粉反应

该反应是检查中药中是否有黄酮类化合物存在的最常用方法之一。黄酮、黄酮醇、二氢黄酮、二氢黄酮醇类往往显红色至紫红色，个别二氢黄酮显蓝色或绿色。查耳酮、异黄酮多无反应。花色素由于在浓盐酸中会变红，出现假阳性，干扰结果判断，故需作空白试验进行对照。

（二）四氢硼钠反应

该反应为二氢黄酮、二氢黄酮醇类化合物的专属反应，产生红色至紫红色。其它黄酮类化合物不发生此反应，可用于区别。

（三）与金属离子的络合反应

黄酮类化合物分子结构中有 C_3 羟基、C_5 羟基或邻二酚羟基时，可与某些金属离子形成络合物而显颜色。

1. 三氯化铝反应：络合物显鲜黄色，并在紫外灯下显黄绿色荧光。

2. 锆-柠檬酸反应：该反应可用于区别 C_3 羟基黄酮与 C_5 羟基黄酮。在样品的甲醇溶液中加入 2％ 二氯氧锆（$ZrOCl_2$）的甲醇溶液，C_3、C_5 羟基黄酮均能与之生成络合物而显鲜黄色，当再加入 2％ 的柠檬酸甲醇溶液时，仍为鲜黄色不褪，说明有 C_3 羟基；若鲜黄色减褪，加水稀释后为无色，说明无 C_3 羟基，而为 C_5 羟基。这是因为 C_5 羟基、C_4 羰基与锆生成的络合物没有 C_3 羟基、C_4 羰基形成的锆络合物稳定，遇到弱酸即被分解。

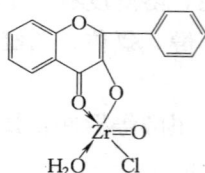

C_3-羟基黄酮锆络合物 　　　　 C_5-羟基黄酮锆络合物

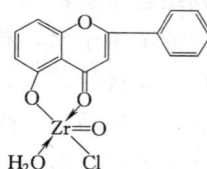

3. 醋酸镁反应：该反应在滤纸上进行，于紫外灯下观察，二氢黄酮、二氢黄酮醇类显天蓝色荧光，而黄酮、黄酮醇、异黄酮类则显黄色、橙黄色或褐色。

（四）碱试剂反应

黄酮与黄酮醇类遇碱液由黄色转变为亮黄色，在紫外光下更明显；二氢黄酮与二氢黄酮醇类在碱溶液中能开环成对应的异构体，查耳酮显橙色或黄色；邻二酚羟基黄酮在碱液中还能被氧化而显棕色。

第三节 黄酮类化合物的提取与分离

一、黄酮类化合物的提取

黄酮类化合物在植物界分布广泛，在植物的不同部位，往往化合物的结合状态是不同的，如黄酮在花、果实、叶中常以苷的形式存在，而在木质部往往以游离苷元存在，因此应根据黄酮的具体情况选用合适的溶剂提取。

（一）乙醇或甲醇提取

乙醇或甲醇是最常用的黄酮类化合物提取溶剂，黄酮及其苷均可溶于醇。

（二）碱溶酸沉法

如前所述，黄酮类化合物多具酚羟基，可溶于碱水溶液，经酸化后黄酮类化合物沉淀析出。但所用碱水浓度不宜过高，以免在强碱条件，尤其是加热时破坏黄酮类化合物的母核。当黄酮类化合物结构中有邻二酚羟基时，可加硼砂保护，如槐米中芸香苷的提取。

二、黄酮类化合物的分离

黄酮类化合物的分离从两方面考虑：黄酮类化合物与非黄酮类化合物的精制分离；黄酮类化合物中各种单体成分的分离。黄酮类化合物的分离方法很多，此处只介绍聚酰胺色谱分离法和 pH 梯度萃取分离法。

（一）聚酰胺柱色谱分离法

聚酰胺色谱属于吸附色谱，其基本原理是：由于聚酰胺分子结构中有许多酰胺基（—NH—$\overset{\text{O}}{\underset{\|}{\text{C}}}$—），可与酚酸类、醌类等化合物结合形成氢键，产生吸附作用。（图 5-1）

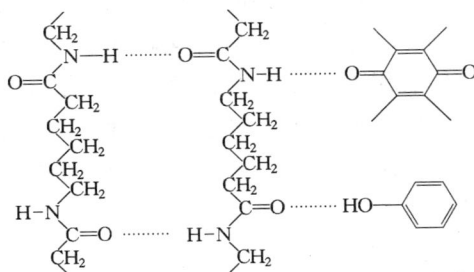

图 5-1 聚酰胺吸附原理图解

黄酮类化合物大多具有酚羟基，可与聚酰胺中的酰胺基结合形成氢键被聚酰胺吸附，从而与不含酚羟基的化合物分离。影响聚酰胺吸附力强弱的因素是：

1. 与黄酮类化合物分子中酚羟基的数目多少有关，一般酚羟基数目越多则被吸附力越强。如：

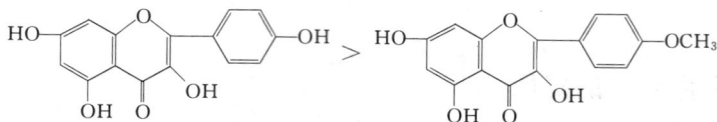

2. 与酚羟基的位置有关，如果酚羟基所处的位置易形成分子内氢键，则被吸附力减弱。如：

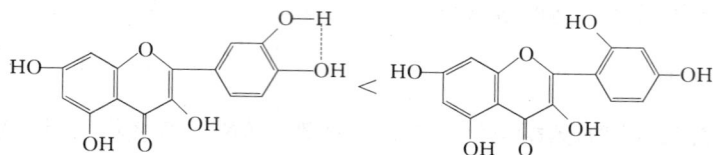

3. 分子内芳香化程度越高，共轭双键越多，则被吸附力越强。查耳酮＞二氢黄酮，黄酮＞二氢黄酮。如：

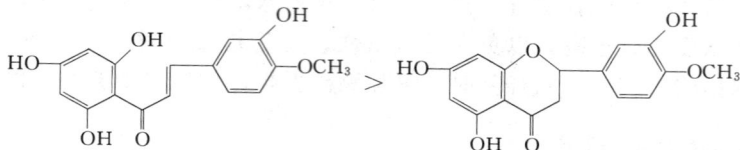

4. 不同类型黄酮类化合物，被吸附强弱顺序为：黄酮醇＞黄酮＞二氢黄酮＞异黄酮。

5. 当苷元相同时，被吸附的强弱顺序为：苷元＞单糖苷＞二糖苷＞三糖苷。如：

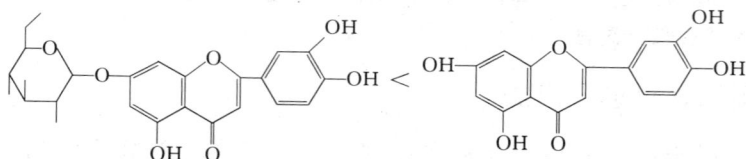

6. 与洗脱溶剂有关，溶剂在聚酰胺柱上对黄酮类化合物洗脱能力的顺序为：水＜甲醇或乙醇（浓度由低到高）＜丙酮＜稀氨水＜稀氢氧化钠水溶液＜甲酰胺＜二甲酰胺。

聚酰胺柱色谱的操作过程，一般是将粗制总黄酮水溶液，通过聚酰胺直接上柱或将总黄酮溶于有机溶剂（如乙醚），加入少量聚酰胺粉拌匀，挥去有机溶剂后加到柱顶上。上柱后先用水洗去糖及其它杂质，然后用不同浓度的乙醇洗脱，如 10％、20％、30％……90％的乙醇，洗脱的每一流份用薄层色谱或纸色谱检查，合并相同成分的流份，浓缩，选择合适溶剂进行重结晶，即可得到各个单体。例如，分离补骨脂总黄酮中的补骨脂甲素（二氢黄酮）与补骨脂乙素（查耳酮）可用此法。

（二）pH 梯度萃取分离法

利用黄酮类化合物的酸性强弱不同，可采取 pH 梯度萃取法分离黄酮类化合物。将总黄酮溶于有机溶剂（如乙醚）中，依次用5％碳酸氢钠（萃取出7，4′-二羟基黄酮）、5％碳酸钠（萃取出7-或4′-羟基黄酮）、0.2％氢氧化钠（萃取出一般酚羟基黄酮）、4％氢氧化钠（萃取出5-羟基黄酮）萃取即可使之分离。

第四节　黄酮提取实例

一、黄芩中的黄酮

黄芩为唇形科植物黄芩 *Scutellaria baicalensis* Georgi 的根。具有清热燥湿、泻火解毒、止血、安胎的功能。从黄芩中分离出的黄酮类化合物黄芩苷是黄芩的主要有效成分，有抗菌消炎作用，是中成药"双黄连注射液"的主要成分。临床上用于上呼吸道感染、急性扁桃腺炎、急性咽炎、肺炎及痢疾等病。

（一）黄芩苷的结构与性质

从黄芩中提取分离得到的黄酮类化合物主要有黄芩苷、黄芩素、汉黄芩苷、汉黄芩素等二十余种，2000年版《中国药典》规定，黄芩干品中黄芩苷的含量不得少于9.0％。

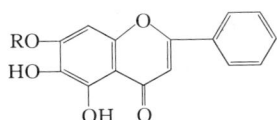

黄芩素 R＝H
黄芩苷 R＝ 葡萄糖醛酸

黄芩苷为淡黄色针晶，熔点223℃，几乎不溶于水，难溶于甲醇、乙醇、丙酮，可溶于热乙酸，易溶于二甲基甲酰胺、吡啶等碱性溶液。黄芩素易溶于甲醇、乙醇、丙酮、乙酸乙酯，微溶于乙醚、氯仿。黄芩苷遇三氯化铁显绿色，遇醋酸铅产生橙红色沉淀。溶于碱及氨水初显黄色，不久则变为黑棕色。黄芩苷在一定温度和湿度下能水解生成黄芩素及葡萄糖醛酸。黄芩素分子中具有邻三酚羟基，性质不稳定，在空气中易氧化成醌式结构显绿色。所以在贮藏、加工炮制及提取过程中应注意防止黄芩苷的酶解、氧化，以减少有效成分的破坏，避免药材质量降低。

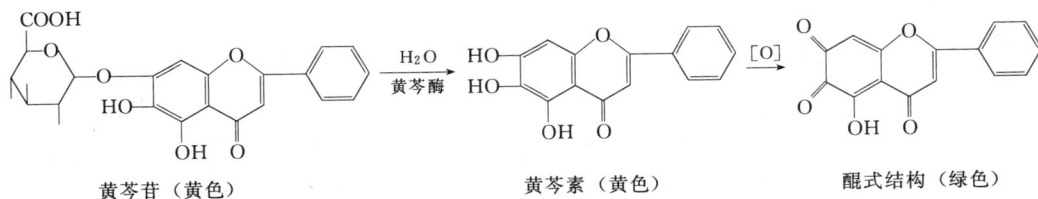

黄芩苷（黄色）　　　　　　黄芩素（黄色）　　　　　　醌式结构（绿色）

（二）黄芩苷的提取分离

【提取流程】

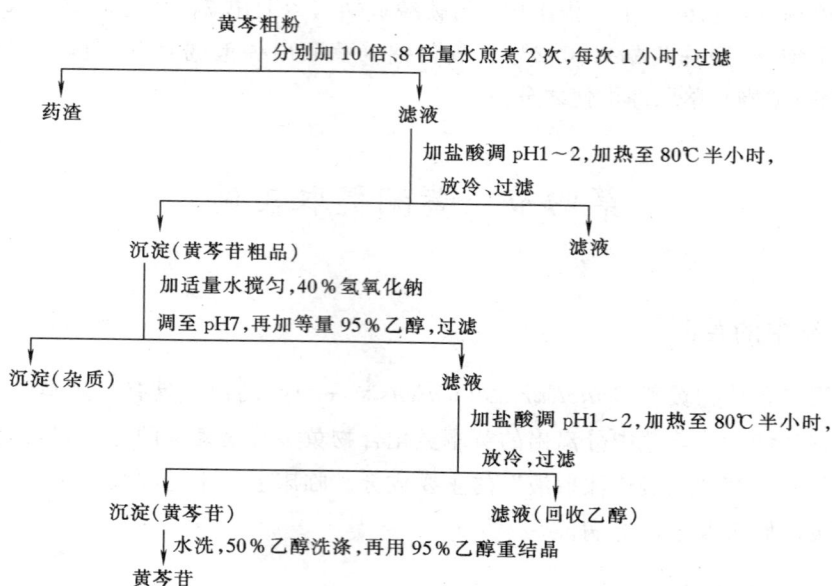

黄芩粗粉
│ 分别加 10 倍、8 倍量水煎煮 2 次,每次 1 小时,过滤
├─────────────────────┐
药渣   滤液
                        │ 加盐酸调 pH1~2,加热至 80℃ 半小时,
                        │ 放冷、过滤
            ┌───────────┴─────────────┐
        沉淀(黄芩苷粗品)   滤液
            │ 加适量水搅匀,40% 氢氧化钠
            │ 调至 pH7,再加等量 95% 乙醇,过滤
        ┌───┴──────────────────────┐
    沉淀(杂质)   滤液
                                    │ 加盐酸调 pH1~2,加热至 80℃ 半小时,
                                    │ 放冷,过滤
                    ┌───────────────┴─────────────┐
                沉淀(黄芩苷)   滤液(回收乙醇)
                    │ 水洗,50% 乙醇洗涤,再用 95% 乙醇重结晶
                黄芩苷

【流程说明】

黄芩苷为黄芩素结构中的 C_7 位羟基与葡萄糖醛酸结合成的苷,分子中同时有酚羟基和羧基,植物体中往往以镁盐形式存在,水溶性较大,故用水加热提取,可以提出。再将提取液酸化使黄芩苷盐变成有游离羧基的黄芩苷类沉淀析出,经进一步碱溶酸沉,可除去杂质,得到精制品。

二、槐米中的黄酮

槐米为豆科植物槐 *Sophora japonica* L. 的花蕾。具有凉血止血、清肝泻火的功能。槐米中的主要有效成分为芸香苷(习称芦丁),含量高达 23.5%,但花蕾开放后(即槐花)含量大大降低。2000 年版《中国药典》规定,于 60℃ 干燥 6 小时,含芦丁槐花不得少于 8.0%,槐米不得少于 20.0%。芸香苷是槐米止血的有效成分,有助于保持和恢复毛细血管正常弹性,临床上用作高血压的辅助药及毛细血管变脆引起出血的止血药。食品工业用作天然色素。

(一) 芸香苷的结构与性质

槐米中的黄酮类化合物为芸香苷,其苷元为槲皮素,结构如下:

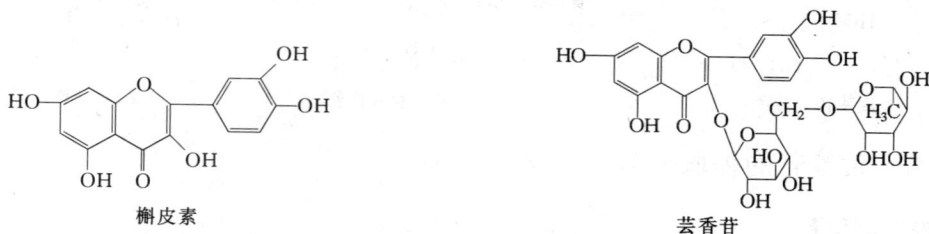

槲皮素   芸香苷

芸香苷为浅黄色粉末或极微细针晶，常含 3 分子结晶水，无臭，无味，加热至 185℃ 以上熔融，并开始分解。在冷水中溶解度为 1：8000，热水为 1：200，冷乙醇为 1：650，热乙醇为 1：60，可溶于吡啶及碱性溶液，几乎不溶于苯、乙醚、氯仿及石油醚中。芸香苷结构中因含有邻二酚羟基，性质不太稳定，久置在空气中能被氧化而颜色加深（暗褐色），尤其在碱性条件下更容易被氧化分解。故在碱溶酸沉法提取芸香苷时，可以加入少量硼砂，利用硼酸盐与邻二酚羟基结合，达到保护的目的。

（二）芸香苷的提取分离

【提取流程】

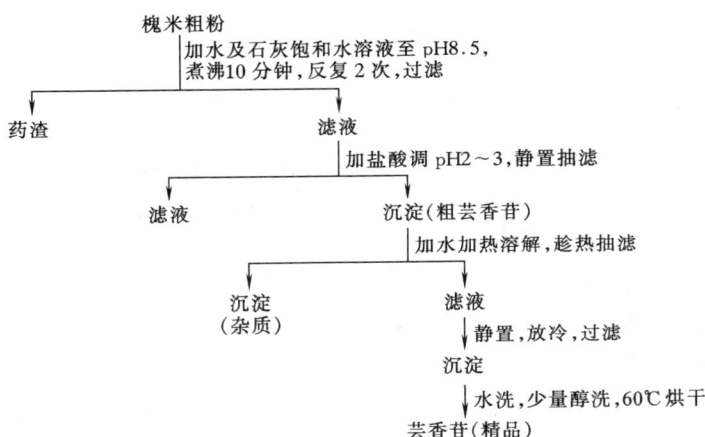

【流程说明】

利用芸香苷的弱酸性溶于碱水，经酸化后又沉淀析出的性质进行提取得到粗制品。再根据芸香苷在冷热水中溶解度相差较大的特点，使芸香苷得到精制。

三、葛根中的黄酮

葛根为豆科植物野葛 *Pueraria lobata* （Willd.）Ohwi 或甘葛藤 *Pueraria thomsonii* Benth. 的根，甘葛藤习称"粉葛"。具有解肌退热、生津、透疹、升阳止泻的功能。葛根中含异黄酮类化合物，主要有大豆素、大豆苷和葛根素等，均能缓解高血压患者的头痛症状，其中大豆素有似罂粟碱的解痉作用，葛根素有一定解热镇痛作用。2000 年版《药典》规定，本品含葛根素野葛不得少于 2.4%，粉葛不得少于 0.30%。

（一）葛根异黄酮类化合物的结构与性质

从葛根中分离出的异黄酮类化合物有许多，此处主要介绍大豆素、大豆苷及葛根素。

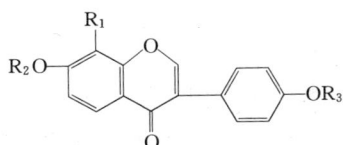

大豆素　$R_1 = R_2 = R_3 = H$
大豆苷　$R_1 = R_3 = H$　$R_2 =$ 葡萄糖
葛根素　$R_2 = R_3 = H$　$R_1 =$ 葡萄糖

大豆苷为无色针晶，熔点 239℃～240℃，易溶于乙醇、热水。大豆素为无色针晶，265℃升华，320℃分解，易溶于乙醇及乙醚。葛根素为白色针状结晶，熔点 187℃（分解），易溶于乙醇。

（二）葛根总黄酮类化合物的提取分离

【提取流程】

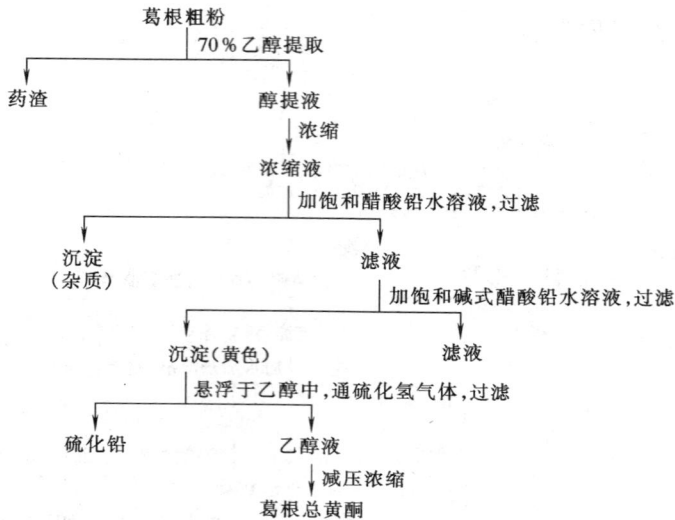

【流程说明】

葛根总黄酮类化合物结构中没有邻二酚羟基、C_5 羟基或羧基，只能与碱式醋酸铅产生铅络合物沉淀，而部分杂质可能被醋酸铅沉淀，故与杂质分离。而大豆素、大豆苷及葛根素的分离，则通过各化合物结构不同、极性大小不同，采用氧化铝柱色谱法。

第五节　主要含黄酮类化合物的常用中药

含黄酮类化合物的中药很多，本书只介绍主要含黄酮的常用中药，见下表（表 5-1）。

表 5-1　　　　　　　　　主要含黄酮类化合物的常见中药

药　名	原　植　物	主要黄酮成分
金银花	忍冬 *Lonicera japonica* Thunb. 的花蕾或初开的花	木犀草素、木犀草素 7-葡萄糖苷。《药典》规定含绿原酸不得少于 1.5％
桑白皮	桑 *Morus alba* L. 的根皮	桑色素、桑色烯等
芫花	芫花 *Daphne genkwa* Sieb. et Zucc. 的花蕾	芫花素、芹菜素
野菊花	野菊 *Chrysanthemum indicum* L. 的头状花序	刺槐素 7-O-β-D 吡喃半乳糖苷、野菊花苷、矢车菊苷
木蝴蝶	木蝴蝶 *Oroxylum indicum* (L.) Vent. 的种子	木蝴蝶苷 A、苷 B 及白杨素、千层纸素苷等

（续表）

药 名	原 植 物	主要黄酮成分
黄芩	黄芩 *Scutellaria baicalensis* Georgi. 的根	黄芩苷、黄芩素、汉黄芩苷、汉黄芩素、千层纸素、千层纸素苷等。《药典》规定黄芩苷不得少于 9.0%
淫羊藿	淫羊藿 *Epimedium brevicornum* Maxim. 的地上部分	淫羊藿苷。《药典》规定含淫羊藿苷不得少于 5.0%
蒲黄	东方蒲黄 *Typha orientalis* Presl. 的花粉	香蒲新苷、异鼠李素-3-O-新橙皮糖苷等。《药典》规定，含异鼠李素-3-O-新橙皮糖苷不得少于 0.10%
槐米（槐花）	槐 *Sophora japonica* L. 的花蕾或花	芸香苷、槲皮素。《药典》规定含芸香苷槐米不得少于 20.0%，槐花不得少于 8.0%
银杏叶	银杏 *Ginkgo biloba* L. 的叶	槲皮素、山柰酚、异鼠李素等。《药典》规定此三者含量之和即总黄酮醇苷含量不得少于 0.40%
橘红	橘 *Citrus reticulata* Blanco 及其栽培变种的外层果皮	橙皮苷、5-O-去甲蜜橘素、5-O-酸橙黄素。《药典》规定含橙皮苷不得少于 1.7%
枳实	酸橙 *Citrus aurantium* L. 及其栽培变种或甜橙 *C. sinensis* Osbeck 的幼果	橙皮苷、柚皮苷、野漆树苷、忍冬苷
陈皮	橘 *Citrus reticulata* Blanco 及其栽培变种的成熟果皮	橙皮苷等。《药典》规定含橙皮苷不得少于 3.5%
满山红	兴安杜鹃 *Rhododendron dauricum* L. 的叶	杜鹃素、山柰酚、槲皮素、杨梅素、芦丁、金丝桃苷、异金丝桃苷等。《药典》规定含芦丁不得少于 2.0%
葛根	野葛 *Pueraria lobata*（Willd.）Ohwi 或甘葛藤 *P. thomsonii* Benth. 的根	大豆素、大豆苷、葛根素、大豆素 7,4′-二葡萄糖苷等。《药典》规定含葛根素，野葛不得少于 2.4%，甘葛藤不得少于 0.30%
黄芪	膜荚黄芪 *Astragalus membranaceus*（Fisch.）Bge. 的根。	山柰酚、槲皮素、黄芪甲苷等。《药典》规定含黄芪甲苷不得少于 0.040%
射干	射干 *Belamcanda Chinensis*（L.）DC. 的根茎	野鸢尾苷、野鸢尾素、次野鸢尾素、洋鸢尾素
补骨脂	补骨脂 *Psoralea corylifolia* L. 的果实	补骨脂查耳酮、异补骨脂查耳酮、补骨脂色烯查耳酮、补骨脂二氢黄酮等
红花	红花 *Carthamus tinctorius* L. 的花	红花苷、异红花苷、红花黄色素等

【思考与练习】

1. 试述黄酮类化合物的含义及分类依据，写出黄酮、黄酮醇、二氢黄酮、二氢黄酮醇、异黄酮、双黄酮、查耳酮及花色素的基本结构。

2. 什么是交叉共轭体系？明确交叉共轭体系对黄酮一般性质的影响。

3. 黄酮类化合物的溶解度、酸性与其结构之间有何关系？根据黄酮结构分析、比较其酸性强弱。

4. 黄酮类化合物有哪些检识反应？如何用化学方法区别 C_3-OH 黄酮、C_5-OH 黄酮？

5. 试述碱溶酸沉法提取槐米中芸香苷的原理。

6. 根据黄酮的酸性强弱不同，试用 pH 梯度萃取法分离黄酮；根据黄酮的结构不同，试用聚酰胺色谱法分离黄酮。

7. 用反应式说明中药红花在开花初期、中期及后期的颜色变化过程。

8. 用反应式说明中药黄芩在贮藏、炮制过程中由黄变绿的原因。

第六章　蒽醌类化合物

第一节　蒽醌类化合物的结构及生物活性

一、蒽醌类化合物的结构

具有下列基本母核的化合物称蒽醌类

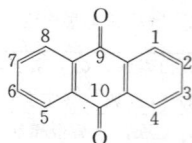

1、4、5、8 位为 α 位
2、3、6、7 位为 β 位
9、10 位为中位

自然界存在的蒽醌类成分，大多数含有羟基。有的以游离状态存在，有的与糖结合成苷存在。与糖结合成的苷叫做蒽醌苷。

蒽醌苷绝大多数为 O—苷，也有个别为 C—苷，如芦荟中致泻的主要有效成分芦荟苷。结合成苷的糖绝大多数为葡萄糖、鼠李糖，也有阿拉伯糖、木糖等。大多数为单糖苷，也有少数为双糖苷。

蒽醌类化合物根据其结构不同，可分为以下四类：

（一）羟基蒽醌类

这是最大的一类。最普遍的取代基是羟基，故又称为羟基蒽醌类。中药中存在的多是二羟基或三羟基蒽醌。此外，还有甲基、甲氧基、羟甲基、羧基等取代基，大多在 β-位。例如大黄中含的大黄酸、大黄素等；又如茜草中含的茜草素、羟基茜草素等。

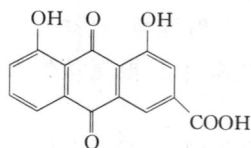

大黄酸

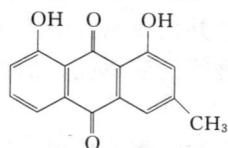

大黄酚

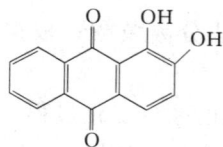

茜草素

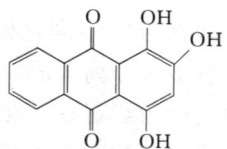

羟基茜草素

（二）蒽酚（蒽酮）类

蒽酚、蒽酮是蒽醌的还原产物，但不稳定，易氧化成蒽醌，通常称为还原型蒽醌。一般只存在于新鲜采集的药材中。该类成分对粘膜有很强的刺激作用，内服可引起呕吐，但在贮藏过程中会缓缓被氧化转变为蒽醌类成分。如新鲜大黄采收后需贮藏一定时间后才供药用，其目的就是为了使大黄中的蒽酚、蒽酮等具有刺激作用的成分氧化转变为蒽醌类成分。

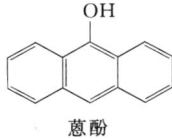

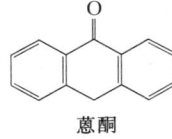

蒽酚　　　　　　　　　　　　　蒽酮

（三）二蒽酮类

二蒽酮为二分子蒽酮脱去一分子氢，C—C 结合而成的化合物，上、下两个环的结构大多相同而且对称，其 C—C 结合方式有 C_{10}—C_{10}' 和 C_1—C_1' 及 C_4—C_4' 等形式。多以苷的状态存在。例如大黄及番泻叶致泻的主要有效成分番泻苷 A、B、C、D 等皆为二蒽酮类衍生物。

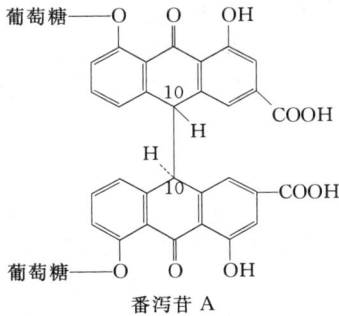

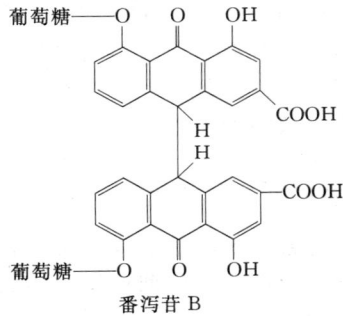

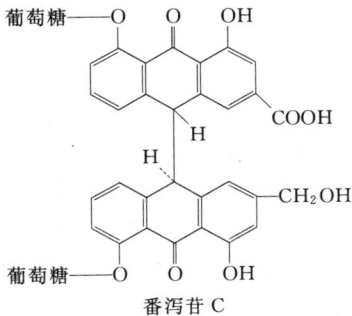

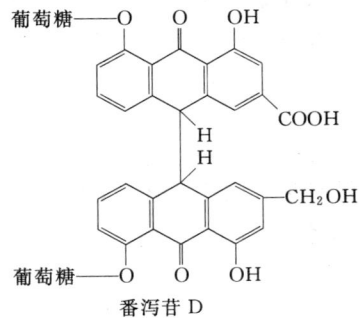

番泻苷 A　　　　　　　　　　　　　番泻苷 B

番泻苷 C　　　　　　　　　　　　　番泻苷 D

（四）二蒽醌类

是由二分子蒽醌通过两侧苯环脱氢聚合而成的化合物。天然二蒽醌类中两个蒽醌环大多相同而对称，由于空间位阻的相互排斥，两个蒽醌环呈反向排列。如天精为两分子大黄素通过 1,5-脱氢聚合。

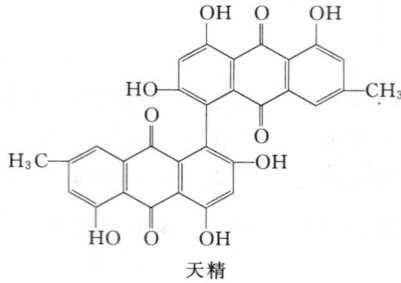

天精

二、蒽醌类化合物的生物活性

蒽醌类是一类植物色素，曾作染料用，如茜草中的茜草素等。在中药中广泛分布，如蓼科的大黄、何首乌、虎杖；豆科的番泻叶、决明子；百合科的芦荟；茜草科的茜草；鼠李科的鼠李等。它们还存在于一些低等植物中，活性较为广泛，常有以下几方面：

（一）泻下作用

蒽醌类化合物多具有致泻作用，但作用强弱与结构有一定关系。蒽醌苷的作用强于游离蒽醌。这是由于游离蒽醌内服后未到达大肠前绝大部分已被分解破坏，使泻下作用减弱。蒽醌苷类由于糖的存在，起保护作用，使苷在胃中不被破坏而安全输送到大肠，再经大肠内细菌酶的作用，水解释放出游离蒽醌且还原为蒽酮（蒽酚），刺激肠粘膜，并抑制钠离子从肠腔转运至细胞，使大肠内水分增加，蠕动亢进而致泻。蒽醌苷中以番泻苷 A 作用最强。在游离蒽醌中，蒽酚的作用强于相应的蒽醌类。

（二）抗菌作用

蒽醌类化合物如大黄酸、大黄素和芦荟大黄素等由于能抑制菌体糖代谢，以及蛋白质和核酸的生物合成而具有抗菌作用，游离蒽醌的作用强于苷类。其中以大黄酸抗菌作用最强。蒽酮类也有较强的抗菌活性，如柯桠素为大黄酚的还原产物，具有较强的抗霉菌活性，是治疗皮肤病（疥癣、湿疹等）的有效药物。

（三）其他作用

大黄素有解痉作用，金丝桃素具有中枢神经的抑制作用，有的具有平喘、利胆、降脂、止血、抗胃溃疡等作用，还有的具有排出体内结石的作用。大黄酸能抑制艾氏癌，大黄素能抑制小鼠乳腺癌等。

第二节　蒽醌类化合物的理化性质与检识

一、性状

蒽醌类化合物多为黄色、橙色或红色固体，游离蒽醌大都有完好的结晶形状，成苷者多为无定形粉末。游离蒽醌及其苷大都有荧光，并且在不同的 pH 时显示不同的颜色。

游离的蒽醌类化合物有升华性，常压下加热可升华而不被分解，所以升华法是提取蒽醌类化合物方法之一。

二、溶解性

游离蒽醌可溶于甲醇、乙醇、丙酮、乙酸乙酯、氯仿、乙醚、苯等有机溶剂，难溶于水。蒽醌苷由于连接糖分子极性增大，易溶于甲醇、乙醇，也能溶于水，尤其在热水中更易溶解，难溶于乙醚、苯、氯仿等亲脂性有机溶剂。游离蒽醌及其苷均可溶于碱液中。蒽醌的 C—C 苷在水中溶解度很小，也难溶于亲脂性有机溶剂，但易溶于吡啶中。

三、酸性

游离蒽醌及其苷，多数具有酚羟基，且一般在二个以上，具有酚类化合物的通性，呈酸性反应，但酸性强弱与结构中是否含有羧基以及酚羟基的数目和位置有关。其规律如下：

1. 具有羧基的蒽醌化合物酸性强，能溶于碳酸氢钠水溶液中。

2. 含 β-羟基的蒽醌酸性强于含 α-羟基的蒽醌，是由于 β-羟基受羰基吸电子基的影响，使羟基氧原子上的电子云密度降低，质子易解离；而 α-羟基虽与羰基在同一共轭体系中，但由于与相邻羰基形成分子内氢键，使质子不易解离，故酸性弱。β-羟基蒽醌可溶于碳酸钠溶液中，而 α-羟基蒽醌只能溶于氢氧化钠溶液。

3. 酚羟基数目增多，酸性增强。如含二个以上 β-羟基者可溶于碳酸氢钠水溶液中。但酸性与羟基位置有关，如 1，8-二羟基蒽醌酸性大于 1,5-二羟基蒽醌；1,2-二羟基蒽醌的酸性反而小于一个 β-羟基蒽醌。

综上所述，蒽醌化合物的酸性强弱的顺序是：含羧基者＞含二个以上 β-羟基者＞含一个 β-羟基者＞含二个以上 α-羟基者＞含一个 α-羟基者。借此性质可用 pH 梯度萃取法对其进行分离。

四、检识

（一）碱液反应

羟基蒽醌遇碱液显红或红紫色。羟基蒽醌苷若有游离羟基时，遇碱液也显红色。是检识中药中是否含羟基蒽醌类成分的常用方法之一。而蒽酚（蒽酮）及二蒽酮类遇碱只呈黄色不变红色，需经过氧化形成蒽醌后才能显红色。试验时可将含有羟基蒽醌的乙醇液置试管中，加数滴 10％氢氧化钾试剂振摇，溶液即可产生红色。

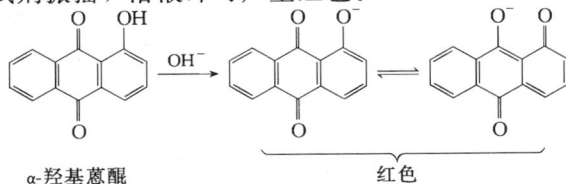

α-羟基蒽醌　　　　　　　　　　　　　　红色

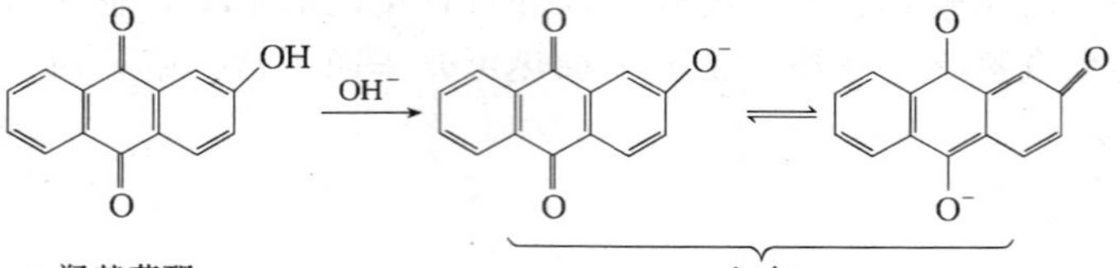

β-羟基蒽醌   红色

（二）醋酸镁反应

羟基蒽醌类化合物能和 0.5％醋酸镁甲醇溶液反应，产生橙红、紫红或紫色的络合物。产生颜色的一般规律是至少要有一个 α-羟基。试验时可将含有羟基蒽醌的样品液点在滤纸上，喷洒醋酸镁试剂，并于 90℃加热 5 分钟，即可产生颜色。此反应非常灵敏。

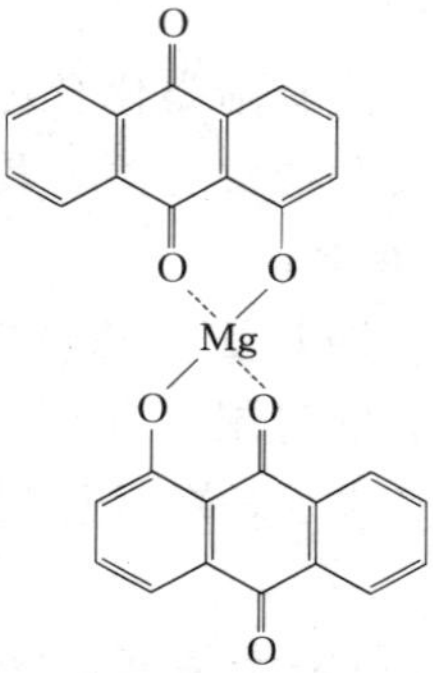

醋酸镁络合物（蓝紫色）

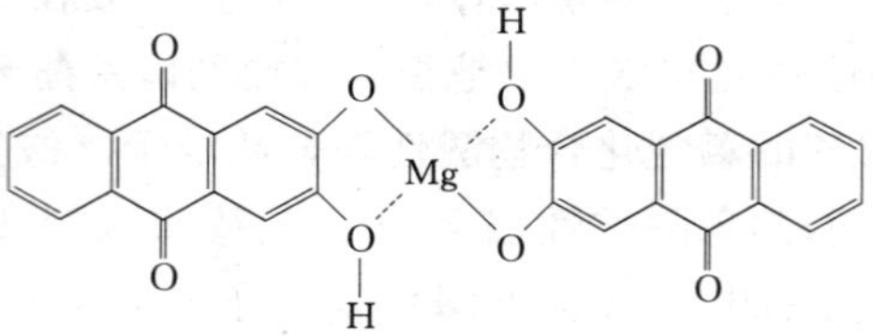

醋酸镁络合物（橙红色）

（三）对亚硝基二甲基苯胺反应

蒽酮类化合物由于羰基对位的氢很活泼，可与 0.1％的对亚硝基二甲基苯胺的吡啶溶液反应呈现紫色、绿色、蓝色、灰色等。1,8-二羟基者均呈绿色。此反应可作蒽酮类化合物的定性检查。蒽醌无此反应。

第三节　蒽醌及其苷的提取与分离

一、蒽醌类化合物的提取

蒽醌类成分在植物体中常以苷及游离苷元共同存在。所以，一般用乙醇作溶剂，加热回流，即可将游离蒽醌及其苷类提取出来。又因游离蒽醌及其苷皆能溶于碱液中，所以也可用碱液提取，提取液用酸酸化，用苯（或氯仿、乙醚）萃取，游离蒽醌转溶于苯层，此时蒽醌苷类仍留在水层中而得以分离。回收苯，即可得游离总蒽醌。

蒽醌苷的提取

```
                    药材粗粉
                      │95％乙醇加热提取
                    醇提取液
                      │浓缩，回收乙醇
                    浓缩液
                      │用氯仿、乙醚或苯萃取
        ┌─────────────┴─────────────┐
    有机溶剂层                      水层
    （游离蒽醌）                     │加饱和醋酸铅溶液
                                  沉淀
                                    │悬浮于水中，通 H₂S 脱铅
                    ┌───────────────┴───────────────┐
                  滤液                          PbS 沉淀
                    │调 pH 至中性，蒸干
                粗蒽醌苷
                    │重结晶
                精制总蒽醌苷
```

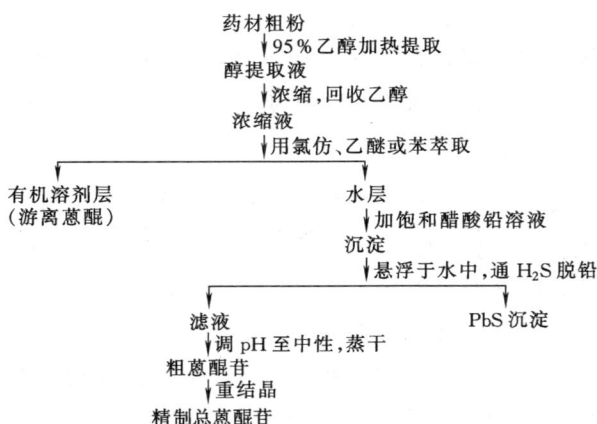

二、蒽醌类化合物的分离

（一）游离蒽醌和蒽醌苷的分离

可将上述乙醇提取液减压浓缩蒸干成粉末状，置于连续回流提取器中，用乙醚或氯仿等亲脂性有机溶剂提取出游离蒽醌，而蒽醌苷则留在残渣中。

（二）游离蒽醌的分离

由于游离蒽醌酸性强弱不同，可采用 pH 梯度萃取法分离。即将游离总蒽醌溶于氯仿（或苯、乙醚）中，先后用碳酸氢钠饱和水溶液、5％碳酸钠水溶液、1％氢氧化钠水溶液、5％氢氧化钠水溶液萃取。再将各碱水萃取液酸化后，用亲脂性有机溶剂萃取，回收有机溶剂，即可得到酸性由强到弱的各游离蒽醌。

（三）蒽醌苷的分离

蒽醌苷较游离蒽醌难分离，一般应采用柱色谱法。在进行色谱法分离前，先采用铅盐沉淀法处理提取物，以除去大部分杂质，得到较纯的总苷后再进行色谱分离。应用葡聚糖凝胶色谱分离蒽醌苷类效果较好。

第四节　蒽醌提取实例

大黄中的蒽醌

大黄是重要的常用中药，也是一种世界性药物，应用广泛。为蓼科植物掌叶大黄（*Rheum palmatum* L.）、唐古特大黄（*Rheum tanguticum* Maxim. ex Balf.）或药用大黄

（*Rheum officinale* Baill.）的干燥根及根茎。

大黄具有泻热通肠、凉血解毒、逐瘀通经等功能。用于实热便秘，积滞腹痛，泻痢不爽，湿热黄疸，血热吐衄，目赤，咽肿，肠痈腹痛，痈肿疔疮，瘀血经闭，跌打损伤，外治水火烫伤；上消化道出血等。

大黄中化学成分随品种不同而有差异，蒽醌化合物总量约2%～5%，其中蒽醌苷为最主要成分，分别是大黄素甲醚葡萄糖苷、芦荟大黄素葡萄糖苷、大黄酚葡萄糖苷、大黄素葡萄糖苷、大黄酸葡萄糖苷以及大黄酚、大黄酸、芦荟大黄素双葡萄糖苷和大黄素甲醚龙胆双糖苷。苷类不具升华性，并与游离蒽醌有相同的显色反应。

大黄中还存在有番泻苷（二蒽酮类）A、B、C、D，含量约为0.87%，以番泻苷A含量最多（结构见前页）。游离蒽醌含量较少，一般占总量的1/10～1/5，有大黄酸、大黄素、芦荟大黄素、大黄酚、大黄素甲醚。

1. 大黄中蒽醌类的结构

表 6-1　　　　　　　　　　　大黄中蒽醌类的结构

化合物	R_1	R_2
大黄酚	—CH_3	—H
大黄素甲醚	—CH_3	—OCH_3
大黄素	—CH_3	—OH
芦荟大黄素	—CH_2OH	—H
大黄酸	—COOH	—H

2. 大黄中主要蒽醌类化合物性质

大黄酸为黄色结晶（升华法），溶点321℃～322℃，330℃分解。几乎不溶于水，溶于碱水和吡啶，略溶于乙醇、苯、氯仿、乙醚和石油醚。

大黄素为橙色针状结晶（乙醇），熔点256℃～257℃。几乎不溶于水，溶于氨水、碳酸钠及氢氧化钠水溶液、甲醇、乙醇、丙酮，乙醚中为1:720，氯仿中为1:1400。

芦荟大黄素为橙色针状结晶（甲苯），熔点223℃～224℃。几乎不溶于水，易溶于热乙醇，溶于乙醚、苯、甲醇、丙酮、氢氧化钠水溶液。

大黄酚为六方形或单斜形结晶（乙醇），熔点196℃。几乎不溶于水，微溶于冷乙醇，易溶于沸乙醇，溶于苯、乙醚、氯仿、冰醋酸及丙酮等。

大黄素甲醚为金黄色针晶，熔点203℃～207℃。几乎不溶于水，溶于苯、氯仿、吡啶、氢氧化钠水溶液，微溶于冰醋酸、乙酸乙酯、甲醇和乙醚等。

3. 大黄中游离蒽醌的提取与分离

【提取流程】

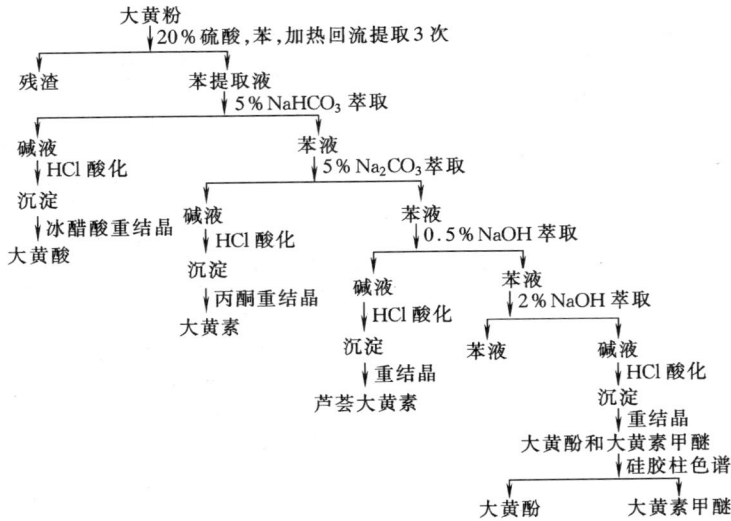

```
                        大黄粉
                          │20%硫酸,苯,加热回流提取3次
          ┌───────────────┴───────────────┐
        残渣                          苯提取液
                                        │5%NaHCO₃萃取
                        ┌───────────────┴───────────────┐
                      碱液                              苯液
                        │HCl酸化                          │5%Na₂CO₃萃取
                      沉淀                  ┌─────────────┴─────────────┐
                        │冰醋酸重结晶       碱液                        苯液
                      大黄酸                │HCl酸化                      │0.5%NaOH萃取
                                          沉淀            ┌─────────────┴─────────────┐
                                            │丙酮重结晶   碱液                        苯液
                                          大黄素          │HCl酸化                      │2%NaOH萃取
                                                        沉淀            ┌─────────────┴─────────────┐
                                                          │重结晶       苯液                      碱液
                                                        芦荟大黄素                                  │HCl酸化
                                                                                                沉淀
                                                                                                  │重结晶
                                                                                      大黄酚和大黄素甲醚
                                                                                                  │硅胶柱色谱
                                                                                    ┌─────────────┴─────────────┐
                                                                                  大黄酚                    大黄素甲醚
```

【流程说明】

① 本流程为从大黄中提取分离游离蒽醌,故先用硫酸水解,同时用苯回流提取,得总游离蒽醌类成分。再根据羟基蒽醌类酸性强弱不同,采用 pH 梯度萃取法分离。大黄中游离蒽醌的酸性强弱顺序为:大黄酸＞大黄素＞芦荟大黄素＞大黄酚与大黄素甲醚。

② 因大黄酸酸性较强,可被 5％NaHCO₃ 由苯溶液中萃取出来,萃出液用盐酸酸化,静置后过滤,水洗,用冰醋酸重结晶,得黄色的结晶大黄酸。

③ 同上述操作先后用 5％Na₂CO₃、0.5％及 2％NaOH 溶液由苯溶液中萃取,分别得到大黄素、芦荟大黄素以及大黄酚和大黄素甲醚混合物。

④ 由于大黄酚和大黄素甲醚的酸性相似,萃取法不能使之分离。可根据其极性大小不同用硅胶柱色谱分离,用石油醚与苯的混合溶剂洗脱,可先后得到大黄酚及大黄素甲醚。

第五节　主要含蒽醌类化合物的常用中药

表 6-2　　　　　　　　　　　　　　　主要含蒽醌类成分的常用中药

药名	原植物	主要蒽醌成分
大黄	掌叶大黄 *Rheum palmatum* L.,唐古特大黄 *Rheum tanguticum* Maxim. ex Balf.,药用大黄 *Rheum officinale* Baill.	含大黄酸,大黄素,芦荟大黄素,大黄酚,大黄素甲醚,大黄素甲醚-8-葡萄糖苷,芦荟大黄素-8-葡萄糖苷,大黄酚-1-葡萄糖苷,大黄酚-8-葡萄糖苷,大黄素-1-葡萄糖苷,大黄素-8-葡萄糖苷,大黄酸-8-葡萄糖苷,大黄酸双葡萄糖苷,芦荟大黄素的双葡萄糖苷。另含番泻苷 A、B、C、D
番泻叶	狭叶番泻 *Cassia angustifolia* Vahl,尖叶番泻 *Cassia acutifolia* Delile	含番泻苷 A、B、C、D,芦荟大黄素葡萄糖苷,芦荟大黄素双蒽酮苷,大黄酸葡萄糖苷以及芦荟大黄素,大黄酸

（续表）

药名	原 植 物	主要蒽醌成分
何首乌	何首乌 *Polygonum multiflorum* Thunb.	含大黄素，大黄酚，大黄素甲醚，大黄酸，大黄酚蒽酮
决明子	决明 *Cassia obtusifolia* L.，小决明 *Cassia tora* L.	含大黄素，芦荟大黄素，大黄酚，大黄素甲醚，大黄酸，决明素，橙黄决明素，大黄酚蒽酮
羊蹄	羊蹄 *Rumex japonicus* Houtt.，尼泊尔羊蹄 *Rumex nepalensis* Spr.	含大黄酚，大黄素，大黄素甲醚
芦荟	库拉索芦荟 *Aloe barbadensis* Miller，好望角芦荟 *Aloe ferox* Miller	含芦荟大黄素苷，异芦荟大黄素苷，β-芦荟大黄素苷
茜草	茜草 *Rubia cordifolia* L.	含茜草素，异茜草素，大黄素甲醚，以及伪羟基茜草素
虎杖	虎杖 *Polygonum cuspidatum* Sieb. et Zucc.	含大黄素，大黄酚，大黄素甲醚，大黄素葡萄糖苷，大黄素甲醚葡萄糖苷，6-羟基芦荟大黄素，6-羟基大黄素-8-单甲醚
酸模	酸模 *Rumex acetosa* L.	含大黄酚，大黄素，大黄素甲醚，大黄素甲醚蒽酮，大黄酚蒽酮，芦荟大黄素，大黄酚苷，金丝桃苷

【思考与练习】

1. 天然蒽醌类化合物主要分几类？分类的根据是什么？芦荟苷、芦荟大黄素苷、番泻苷 A 分别属于哪一类？

2. 如何检识蒽醌类成分？

3. 如何用化学方法区别：①羟基蒽醌与蒽酮？②大黄素与番泻苷 A？

4. 比较大黄酸、大黄素及大黄素甲醚的酸性及在硅胶 G 吸附色谱板上的 Rf 值。

5. 大黄药材贮藏二年以上才可供临床药用，为什么？

＊第七章　香豆素类化合物

第一节　香豆素的结构及生物活性

一、香豆素的结构

香豆素又称香豆精，在结构上可以看成是顺式邻羟基桂皮酸失水而成的内酯，是具有苯骈 α-吡喃酮母核的一类化合物。

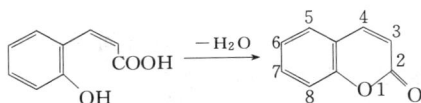

分子中苯核或 α-吡喃酮环上常有取代基存在，如羟基、烷氧基、苯基、异戊烯基等。其中异戊烯基常与邻位羟基环合成呋喃或吡喃环的结构。香豆素与糖缩合即成香豆素苷，结合的糖大都是葡萄糖，常连在 6、7、8 位羟基上。

香豆素根据其结构可分为六类，即简单香豆素类、呋喃香豆素类、吡喃香豆素类、异香豆素类、双香豆素类及其它香豆素类。

（一）简单香豆素类

是指仅在苯环上有取代基的香豆素类。这一类香豆素绝大多数在 7 位上有含氧取代基存在，其它 5、6、8 位上也常有含氧取代基存在。如存在于秦皮中的七叶内酯，蛇床子中的蛇床子素，祖师麻中的祖师麻甲素等。

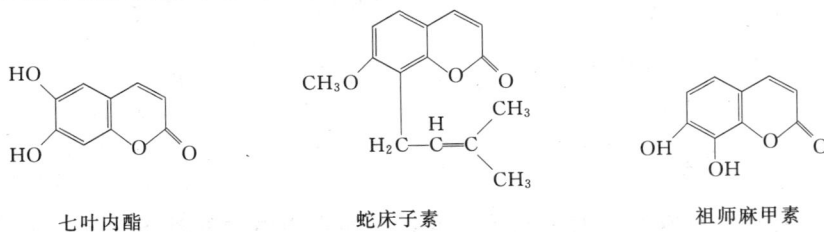

七叶内酯　　　　　　蛇床子素　　　　　　祖师麻甲素

（二）呋喃香豆素类

此类香豆素按呋喃环骈合的位置又可分为 6,7-呋喃香豆素（线型）和 7,8-呋喃香豆素（角型），以 6,7-呋喃香豆素为多见。如补骨脂内酯、异补骨脂内酯等。

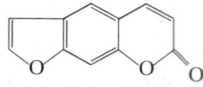

补骨脂内酯

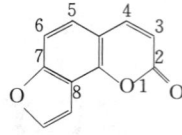

异补骨脂内酯

（三）吡喃香豆素类

此类香豆素在植物界存在较少，可分为 6,7-吡喃香豆素和 7,8-吡喃香豆素。如花椒内酯、邪蒿内酯等。

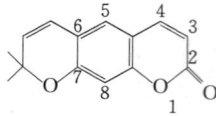

花椒内酯

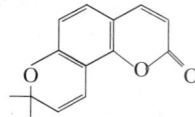

邪蒿内酯

（四）异香豆素类

是香豆素的异构体，植物中存在的多数为二氢异香豆素衍生物。如存在于茵陈中的茵陈内酯、仙鹤草内酯及存在于岩白菜中的岩白菜素等。

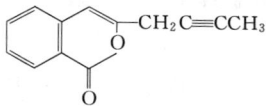

茵陈内酯

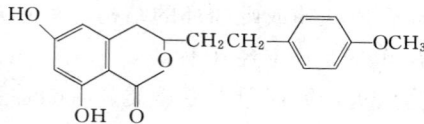

仙鹤草内酯

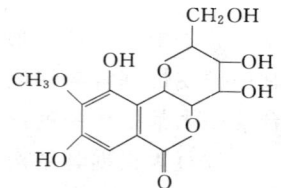

岩白菜素

（五）双香豆素类

由双分子香豆素结合而成，有抗维生素 K 作用。如存在于紫苜蓿中的紫苜蓿酚，了哥王中的西瑞香素等。

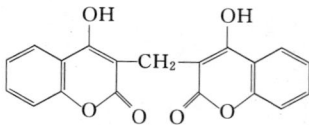

紫苜蓿酚

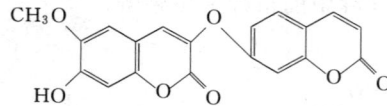

西瑞香素

（六）其它香豆素

是指 α-吡喃环上有取代基的一些香豆素，如补骨脂中的补骨脂次素，胀果甘草中的胀果香豆素。

二、香豆素的生物活性

香豆素化合物的生物活性是多方面的，如中药秦皮中具有抗菌作用的七叶内酯及其苷，是治疗细菌性痢疾的有效成分；补骨脂中有抗真菌作用的补骨脂内酯；蛇床子中能治疗脚癣、湿疹和阴道滴虫的蛇床子素；矮地茶中的岩白菜素，具有止咳作用，对治疗慢性支气管炎有较好疗效；滨蒿和茵陈蒿中的香豆素，用于治疗急慢性肝炎；祖师麻中祖师麻甲素具有止痛、抗风湿作用。某些双香豆素具有对抗维生素 K 的作用，可用作预防血液凝固的药物。另有一些香豆素具有光敏作用，能吸收紫外线，如用于治疗白癜风的有效成分补骨脂素与异补骨脂素。

第二节　香豆素的理化性质及检识

一、理化性质

（一）性状

游离香豆素多为无色结晶体，有香味。小分子的香豆素具有升华性和挥发性，能随水蒸气蒸出。香豆素苷没有香味，无挥发性和升华性。

（二）溶解性

游离香豆素溶于沸水，难溶于冷水，易溶于甲醇、乙醇、氯仿和乙醚。香豆素苷溶于水、甲醇、乙醇，难溶于乙醚、苯等极性较小的有机溶剂。

（三）与碱作用

香豆素及其苷的结构中具有内酯环，在碱溶液中内酯环可以水解开环，生成能溶于水的顺-邻羟基桂皮酸盐。当溶液酸化后，又能重新闭环成为原来的内酯而不溶于水，析出沉淀。如果在碱水中加热时间过长，或用氢氧化钠、氢氧化钾的醇溶液时，则香豆素内酯环水解生成稳定的反式邻羟基桂皮酸盐，再加酸不能闭环成为原来的香豆素。

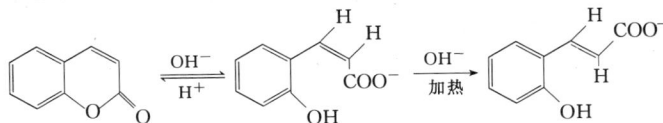

二、检识

（一）荧光检识

香豆素类化合物，在紫外光照射下多有蓝色或蓝绿色荧光，尤其 7 位羟基香豆素荧光最强，遇碱荧光转为绿色。一般羟基香豆素遇碱荧光更为显著。此性质可用于检识。

（二）异羟肟酸铁反应

因为香豆素类具有内酯环结构，在碱性条件下可水解开环，与盐酸羟胺缩合成异羟肟酸，在酸性条件下与三氯化铁络合成盐而显红色。

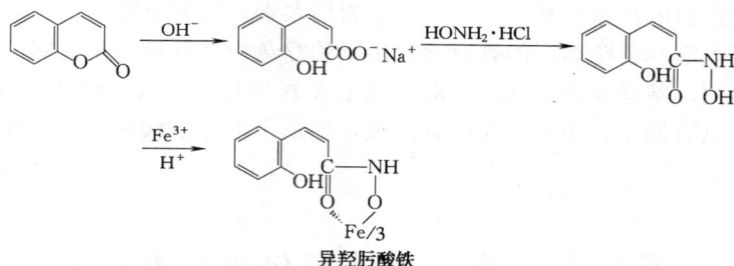

异羟肟酸铁

第三节　香豆素的提取与分离

一、溶剂提取法

药材先用石油醚回流提取，浓缩石油醚提取液至小体积，放冷静置，游离香豆素可结晶析出。石油醚提取过的药渣，再用乙醚提取，浓缩乙醚提取液，放冷静置，析出物用石油醚洗去杂质，得第二批香豆素结晶。香豆素苷和极性较大的游离香豆素，可用乙醇或水提取。

二、碱溶酸沉法

利用香豆素类化合物遇碱溶液开环成盐而溶解，加酸闭环又析出的性质，可用低浓度碱水溶液短时间加热提取（切勿长时间加热，因内酯环开裂后形成反式邻羟基桂皮酸），提取液冷却后用乙醚等亲脂性有机溶剂洗去杂质，加酸调 pH 至中性，浓缩至小体积，再加酸酸化，可析出香豆素类化合物。

三、水蒸气蒸馏法

小分子游离香豆素具有挥发性，可采用水蒸气蒸馏法提取。提取液放冷后，用乙醚萃取，乙醚萃取液浓缩后，静置，析出香豆素结晶。

第四节　香豆素提取实例

秦皮中的香豆素

秦皮为木樨科植物白蜡树 *Fraxinus chinensis* Roxb、苦枥白蜡树 *Fraxinus rhyncho-phylla* Hance、尖叶白蜡树 *Fraxinus szaboana* Lingelsh. 或宿柱白蜡树 *Fraxinus stylosa* Lingelsh. 的干燥树皮。具有清热、解毒、收涩、明目等功效。临床上用于治疗慢性痢疾。

七叶内酯（又称秦皮乙素）和七叶苷（又称秦皮甲素）是中药秦皮的有效成分。七叶内酯为无色或浅黄色结晶性固体，易溶于乙醇、乙酸乙酯，略溶于水，易溶于碱水，难溶于氯仿等极性小的有机溶剂。七叶苷为无色结晶性固体，能溶于乙醇、水和碱水，不溶于氯仿，难溶于乙酸乙酯。

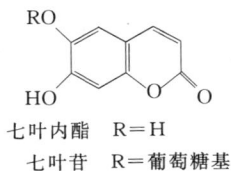

七叶内酯　R＝H
七叶苷　　R＝葡萄糖基

【提取流程】

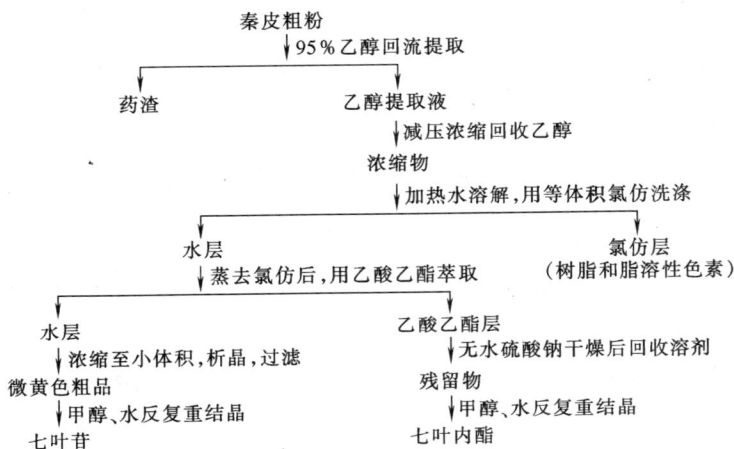

【流程说明】

因秦皮中含多量鞣质、树脂及脂溶性色素等杂质，所以回收乙醇加热水溶解后，用氯仿萃取，以除去树脂、色素等脂溶性杂质。再用乙酸乙酯萃取，可使七叶内酯与七叶苷分离，因七叶苷难溶于乙酸乙酯。

第五节　主要含香豆素类化合物的常用中药

表 7-1 主要含香豆素类成分的常用中药

中药名称	原　植　物	主要香豆素成分
秦皮	白蜡树 *Fraxinus chinensis* Roxb.，苦枥白蜡树 *Fraxinus rhynchophylla* Hance，尖叶白蜡树 *Fraxinus szaboana* Lingelsh.，或宿柱白蜡树 *Fraxinus stylosa* Lingelsh.	含七叶内酯，七叶苷，秦皮素，秦皮苷
茵陈	茵陈蒿 *Artemisia capillaris* Thunb.，滨蒿 *Artemisia scoparia* Waldst. et Kit.	含滨蒿内酯，茵陈素
佛手	佛手 *Citrus medica* L. var. *sarcodactylis* Swingle	含 3,5,8-三羟基-6,7-二甲氧基香豆素
补骨脂	补骨脂 *Psoralea corylifolia* L.	含补骨脂内酯和异补骨脂内酯及其苷

（续表）

中药名称	原 植 物	主要香豆素成分
白芷	白芷 *Angelica dahurica* （Fisch. ex Hoffm.） Benth. et Hook. f.，杭白芷 *Angelica dahurica* （Fisch. ex Hoffm.） Benth. et Hook. f. var. *formosana* （Boiss.） Shan et Yuan	含欧前胡内酯，异欧前胡内酯，别欧前胡内酯，别异欧前胡内酯，氧化前胡素，异氧化前胡素，白当归素，珊瑚菜素
前胡	白花前胡 *Peucedanum praeruptorum* Dunn，紫花前胡 *Peucedanum decursivum* Maxim.	白花前胡甲素、乙素、丙素、丁素
独活	重齿毛当归 *Angelica pubescens* Maxim. f. biserrata Shan et Yuan	含欧芹酚甲醚，香柑内酯，二氢山芹醇，异欧前胡内酯，柑皮内酯水合物，花椒毒素，紫花前胡苷元
蛇床子	蛇床 *Cnidium monnieri* （L.） Cuss.	含欧芹酚甲醚，二氢欧山芹素，二氢欧山芹醇

【思考与练习】

1. 简述香豆素类化合物的主要结构类型，并举例说明。

2. 香豆素类化合物具有哪些主要理化性质。

3. 写出二氢异香豆素、7,8-呋喃香豆素母核。

4. 试举例说明香豆素的生物活性。

5. 如何检识某药材中含有香豆素类成分？

6. 简述碱溶酸沉法提取香豆素类化合物的依据以及提取时的注意点。

第八章　挥　发　油

第一节　挥发油的含义和组成

一、挥发油的含义

挥发油又称精油，是广泛存在于植物体中的一类具有芳香气味，在常温下能挥发，并能随水蒸气蒸馏，不溶于水的油状液体混合物的总称。

二、萜类的含义和分类

萜类化合物是挥发油的主要组成成分，我们应先了解萜类化合物的概念及分类情况。

萜类是所有异戊二烯聚合物以及它们的含氧和饱和程度不同的衍生物的总称。其非含氧的碳氢聚合物符合通式 $(C_5H_8)_n$，多数萜类化合物可看作是由异戊二烯首尾相连形成的聚合体，如罗勒烯和柠檬烯可看作是异戊二烯的二聚体；α-芹子油烯是异戊二烯的三聚体。

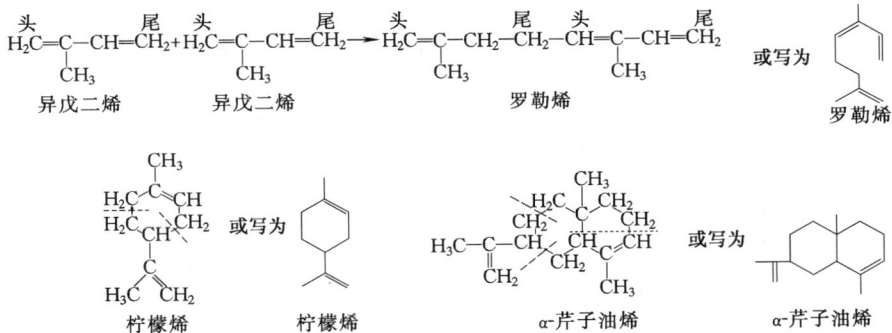

萜类的主要分类方法是根据分子中包含异戊二烯单元的数目进行，将含有两个异戊二烯单元的称为单萜，含有三个异戊二烯单元的称为倍半萜，含有四个异戊二烯单元的称为二萜，含有五个异戊二烯单元的称为二倍半萜，含有六个异戊二烯单元的称为三萜，依次类推。并根据各萜类分子中具有碳环数目的有无和多少，进一步分为链萜、单环萜、双环萜、三环萜、四环萜等。例如，链状单萜、单环单萜、双环单萜。其中单萜和倍半萜主要存在于挥发油中，同时还形成环烯醚萜苷类和树脂类成分存在于植物界；二萜是形成树脂的主要成分，此外还形成二萜苦味素、二萜生物碱、酯及内酯类等。三萜以皂苷的形式广泛存在，是一类重要的中药有效成分。

三、挥发油的组成

挥发油的化学组成都很复杂，由十几种到一百多种成分组成，不同来源的挥发油所含成分的种类和比例及含量往往不一样，但各自常常以某种或某几种比例较大。按化学结构，挥发油的基本组成为脂肪族、芳香族和萜类以及它们的含氧衍生物，如醇、酚、醚、醛、酮、羧酸、酯和内酯等。此外在少数挥发油中还存在含硫和含氮的衍生物。

组成挥发油的各类成分举例如下：

（一）脂肪族化合物

在某些挥发油中存在一些小分子脂肪族化合物。例如人参挥发油中的人参炔醇；橙皮油中的1-壬醇；姜挥发油中的甲基庚烯酮；鱼腥草挥发油中的癸酰乙醛（鱼腥草素）和青蒿挥发油中的青蒿酮等。

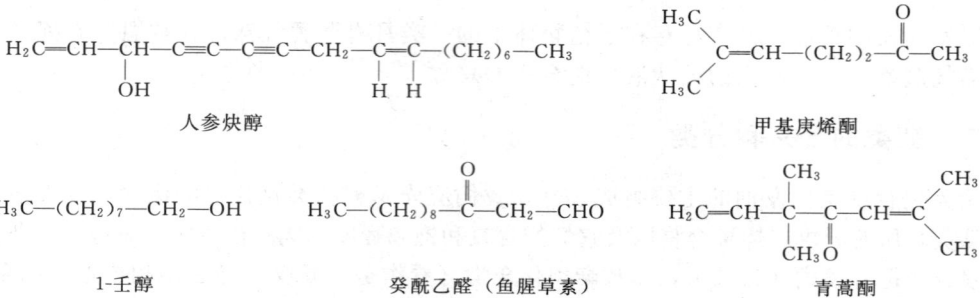

人参炔醇　　　　　　　　　　甲基庚烯酮

1-壬醇　　　　癸酰乙醛（鱼腥草素）　　　青蒿酮

（二）萜类化合物

挥发油中的萜类化合物主要是单萜和倍半萜，这也是挥发油的主要成分，其含氧衍生物多是生物活性较强或者是使挥发油呈现芳香气味的主要组成成分。如柠檬烯、薄荷醇等。

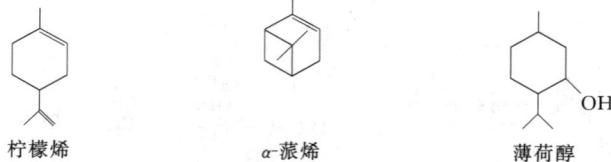

柠檬烯　　　　　　α-蒎烯　　　　　　薄荷醇

（三）芳香族化合物

挥发油中常见有芳香族化合物，除一般的芳香族含氧衍生物如苯乙醇、水杨酸甲酯等外，大多数属于苯丙素衍生物，碳架为6C—3C，如丁香挥发油的主要成分丁香酚，桂皮挥发油中的桂皮醛，石菖蒲挥发油中的榄香素。

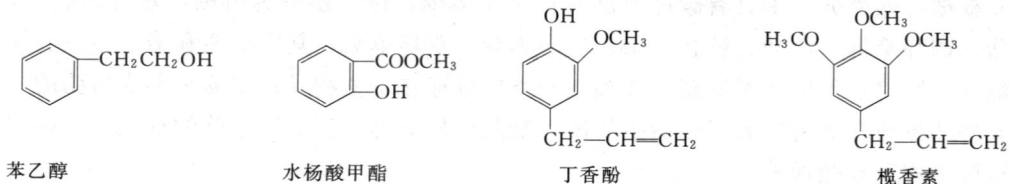

苯乙醇　　　　水杨酸甲酯　　　　丁香酚　　　　　榄香素

第二节 挥发油的分布及生物活性

一、挥发油的分布

挥发油在植物界分布极为广泛，含量较为丰富的科有松柏科（如松柏、侧柏）、木蓝科（如辛夷、厚朴）、樟科（如肉桂、樟木）、伞形科（如防风、白芷、川芎）、芸香科（如橙皮、橘皮）、唇形科（如紫苏、荆芥）、马兜玲科（如马兜玲、杜衡）、姜科（如姜、砂仁）、败酱科（如败酱、甘松）等。富含挥发油的部位往往是重要的药材。挥发油存在于植物的腺毛、油室、油管、分泌细胞或树脂道中，大多数呈油滴状态存在，有些与粘液质、树脂伴存。少数以苷的形式存在，如冬绿苷。挥发油的含量一般在 1% 以下，少数可达 10% 以上，如丁香含挥发油的量为 16%～19%。生长环境和采收季节不同，挥发油的含量和品质（包括成分和香气等）常有显著不同，有的全株中都有，有的则集中在某个器官中。

二、挥发油的生物活性

中药中的挥发油是一类具有生理活性的成分，在临床上具有多方面的治疗作用。例如菖蒲根茎中所含的挥发油具有降低血压、扩张支气管和平喘的作用；细辛根挥发油有抗病毒的作用；丁香油具有局部麻醉作用；姜黄挥发油能利胆；柴胡挥发油制备的注射液，有较好的退热效果。一般说来，挥发油多具有驱风作用和局部刺激作用，内服能促进肠蠕动，并能促进泻药的泻下作用。

第三节 挥发油的理化性质与检识

一、挥发油的理化性质

1. 状态：挥发油在常温下为油状液体。某些挥发油在低温时可析出结晶，这种析出物被称为"脑"，如薄荷油中析出的薄荷脑，樟油中析出的樟脑等。去"脑"后的挥发油称为"脱脑油"。

2. 颜色：多数挥发油为无色或淡黄色的透明油状液体，也有些挥发油因含有奠类化合物或色素而有颜色，如洋甘菊油呈蓝色，苦艾油呈蓝绿色，麝香草油呈红色。

3. 气味：大多数挥发油具有特殊而强烈的香气和辛辣味，少数具有难闻的臭气和腥气味，如土荆芥油有臭气，鱼腥草油有腥味。挥发油的气味有时可作为其品质优劣的标志。

4. 挥发性：挥发油在常温下可以自行挥发而不留有油迹，据此可与脂肪油相区别。

5. 溶解性：挥发油难溶于水；易溶于石油醚、苯、乙醚、氯仿和无水乙醇；可溶于高浓度乙醇，乙醇浓度愈小，挥发油溶解的量也愈少。挥发油在水中虽然只能溶解极少量，但溶解的这部分主要是含氧的单萜和倍半萜类化合物，故能使水溶液具有该挥发油特有的香气。医药上常利用这一性质来制备芳香水，如薄荷水、茴香水等。

6. 物理常数：挥发油虽是混合物，但由于各挥发油的组成一定，因此每种挥发油都有固定的物理常数。挥发油是由多种化学成分组成的混合物，故多数无确定的沸点和凝固点。沸点一般在 90℃～300℃之间。几种挥发油的物理常数见表 8-1。

表 8-1　　　几种挥发油的物理常数

挥发油名称	95%醇中的溶解度	相对密度（25℃）	比旋度（25℃）	折光率（20℃）
橙皮油	1:4	0.842～0.846	+94°～+99°	1.472～1.473
枸橼油	1:3	0.849～0.855	+57°～+66.5°	1.474～1.476
薄荷油	任意混合	0.895～0.910	−18°～−32°	1.458～1.471
丁香油	易溶	1.038～1.060	−1°30′以下	1.530～1.535
姜油	—	0.872～0.895	−25°～−50°	1.480～1.499
藿香油	—	0.962～0.967	+5°～+6°	1.506～1.516
桂皮油	1:1	1.052～1.062	−1°～+1°	1.602～1.614
茴香油	1:1	0.951～0.975	+12°～+24°	1.528～1.538
桉叶油	1:5（70%醇）	0.905～0.925	−5°～+5°	1.458～1.470
八角茴香油	1:3	0.978～0.988	−2°～+1°	1.553～1.560

7. 其它：挥发油对空气、光线及温度较敏感，经常接触会逐渐氧化变质，使挥发油的相对密度增加，颜色变深，失去原有的香气，并逐渐聚合为树脂样物质，而不再能随水蒸气蒸馏出。为此，挥发油应装满于密闭的棕色瓶中，于阴凉处保存。

二、挥发油的检识

1. 挥发性试验：将挥发油的石油醚提取液滴于纸片上，观察油斑能否自行挥发而不留痕迹，油斑在空气中能挥散的，可能含有挥发油，如油斑不消失，可能含油脂。

2. 物理常数的测定：常测的物理常数有折光率、相对密度、旋光度等。测定时，可先测定折光率，因测定折光率所需样品极少，操作迅速简便。若测得的折光率不符合规定时，其余检查可不必进行。

第四节　挥发油的提取与分离

一、挥发油的提取

（一）水蒸气蒸馏法

挥发油具有挥发性，可随水蒸气一起蒸馏出。因此，可以采用水蒸气蒸馏法从中草药中提取挥发油，这也是最常用的挥发油提取方法。根据操作方法的不同，分为直接蒸馏和通入水蒸气蒸馏两种方法。前者是将切碎的药材与水共置于蒸馏器内，直接加热蒸馏，这种方法因原料直接受热，温度较高，可能使挥发油中某些成分分解，同时原料也易焦化，影响产品质量，故现已不常用。通入水蒸气蒸馏可克服上述缺点。具体操作是将切碎的中药预先用水湿润，然后通入水蒸气或过热蒸气，使挥发油随同水蒸气从冷凝器中蒸馏出；或在蒸馏器内安装多孔隔板，原料置于隔板上，蒸馏器内加水，但并不浸泡原料，器底的水受热沸腾，挥发油即可随水蒸气一起蒸馏出。

蒸出的挥发油冷却后即与水分层，浮于水面（少数沉于水的下层），可将油层分出。如果挥发油在水中溶解度稍大或挥发油含量低，不易分层，可采用盐析法。即在蒸馏液中加入氯化钠等强电解质，搅拌溶解使成饱和溶液，放置，促使挥发油从水中析出，或盐析后再用低极性溶剂萃取，自水中分离出挥发油。

有些挥发油中的成分遇热不稳定，则不宜采用水蒸气蒸馏法提取。

（二）溶剂提取法

利用低沸点的有机溶剂如石油醚（30℃～60℃）、乙醚将中药中的挥发油采用连续回流提取法或浸渍法进行提取的方法，得到的提取液经常压蒸馏或减压蒸馏除去溶剂后，即可获得粗制挥发油。此法所得挥发油含杂质较多，因为原料中其他脂溶性成分如树脂、油脂、蜡、叶绿素等也同时被提出，必须进一步加以精制提纯。精制的方法是将挥发油粗品加适量的浓乙醇浸渍，放冷至-20℃，滤出所析出的固体物后减压低温蒸去乙醇即可获得较纯的挥发油，也可将粗品挥发油再进行水蒸气蒸馏以获得较纯的挥发油。

也有以油脂（无臭豚脂、牛脂混合物或其他油脂）为溶剂，用温浸法在50℃～55℃温浸1～2天，并不断搅拌，当挥发油提出后，趁热过滤，再加入新药材原料，如此反复多次。这样得到的油脂称为"香脂"，可直接供化妆品制备使用，含挥发油的"香脂"再用乙醇处理，或经水蒸气蒸馏可提出挥发油。

（三）压榨法

将挥发油含量较高的中药，如鲜橘皮、柠檬皮、橙皮等，经撕裂粉碎后，用机械压榨的方法把挥发油从植物组织中挤压出来，静置分层或用离心的方法，即可提得粗品挥发油。此法在常温下进行，不会引起成分的分解变化，从而能够保持挥发油的原有气味，但常因中药中的水分、粘液质及细胞组织等杂质随挥发油一同挤压出来使得产品不纯，常呈浑浊状态，同时又不易将中药中全部挥发油压取出来，因此，常将压榨后的残渣进行水蒸气蒸馏，以便使挥发油完全提出。

二、挥发油成分的分离

从植物材料中提取得到的挥发油是一个混合物，要想得到单一的成分，必须进一步加以分离。下面着重介绍三种常用的分离方法。

（一）结晶法

利用有些挥发油在低温条件下可析出固体成分的性质，将提取的挥发油置于0℃以下使析出结晶，如无结晶析出可将温度降至-20℃，继续放置。滤取结晶，再经重结晶，可得纯品。例如薄荷油冷至-10℃，放置12小时，析出第一批粗脑（薄荷醇），油再在-20℃冷冻24小时，可析出第二批粗脑。粗脑加热熔融，再在0℃冷冻，可得较纯的薄荷脑。

此法操作简单，但分离不完全。如析出薄荷脑后的挥发油（即市售的薄荷油），仍含50％的薄荷脑，而且大部分挥发油放置后不能析出结晶，因此一般不用此法进行成分的分离。

（二）分馏法

挥发油中的成分由于类别不同，沸点差异较大。在同一类成分（如萜类）中，由于分子量大小、双键数目以及含氧官能团的极性不同，各成分之间的沸点有一定差距，并存在一定的规律。在单萜中，沸点随分子中双键数目的增多而增高，一般三烯＞二烯＞一烯；在含氧单萜中，沸点随功能基极性增大而升高，醚＜酮＜醛＜醇＜羧酸，酯的沸点比相应的醇沸点高（分子量大的原因）；含氧倍半萜比含氧单萜分子结构多5个碳原子，沸点更高（见表8-2）。因此可采用分馏法分离挥发油中的成分。

表 8-2   各萜类的沸程

萜　　　类	常压沸程（℃）	萜　　　类	常压沸程（℃）
半 萜 类	～130	单萜烯烃（链状，三个双键）	180～200
单萜烯烃（双环，一个双键）	150～170	单萜含氧衍生物	200～230
单萜烯烃（单环，两个双键）	170～180	倍半萜及其含氧衍生物	230～300

由于挥发油的组成成分多数对热及空气中的氧较敏感，在常压下操作可能引起成分的分解破坏，故常在减压（1333Pa）下进行分馏。一般可粗略地按温度分为三个馏分：

1. 低沸点馏程（35℃～70℃）的馏分： 为单萜烯类化合物。

2. 中沸点馏程（70℃～100℃）的馏分： 为单萜含氧化合物，包括醚、醛、酮、醇、酚、羧酸和酯等。

3. 高沸点馏程（100℃～140℃）的馏分： 为倍半萜烯及其含氧化合物以及薁类化合物。

在相同压力下，收集同一温度下蒸馏出来的部分为一馏分，这样得到的每一馏分仍可能是一混合物，不过含有的成分已经比较简单，再进一步进行精馏或结合冷冻结晶等方法就可能得到单一成分。如薄荷油在200℃～230℃的馏分，主要是薄荷醇，在0℃下低温放置，即可得到薄荷醇的结晶，再进一步重结晶可得纯品。流程如下：

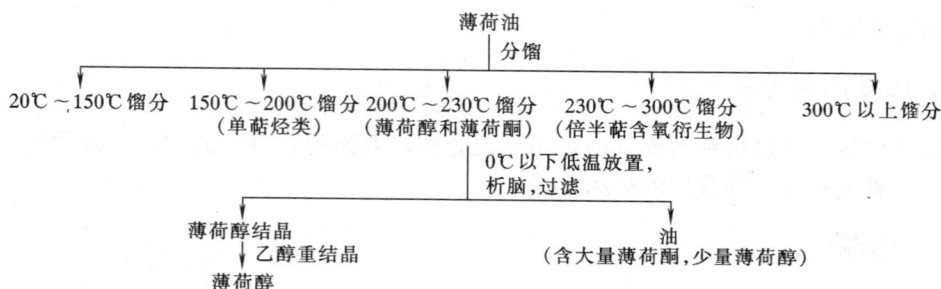

（三）色谱法

分离挥发油应用最多的是硅胶和氧化铝柱色谱及气相色谱。

1. 硅胶柱色谱：将挥发油的己烷或石油醚溶液加到硅胶色谱柱上，按照极性由小到大的顺序，先以己烷或石油醚洗脱，挥发油中的萜类成分则先被洗脱下来，当改用乙酸乙酯继续洗脱，则含氧的萜类衍生物随后被洗脱下来，如果在洗脱过程中逐渐增加溶剂的极性，并分段收集，还可进一步将萜烃类中各成分和含氧萜中各成分分离开。

2. 氧化铝柱色谱：将挥发油的石油醚溶液加到氧化铝吸附柱上，依：石油醚——含 5％乙醚的石油醚——含 20％乙醚的石油醚——乙醚——乙醇 的溶剂洗脱顺序进行洗脱，挥发油中的各成分按照极性由小到大的顺序（萜烃类成分——某些酯类成分——某些极性较小的酮类——某些极性较大的酮类和某些其它成分——全部含氧化合物）依次被洗脱出来。

3. 气相色谱：气相色谱法分离挥发油与上述各分离方法相比较，分离效率和灵敏度都要高得多，只要用很微量的样品（小于 0.1mL）就能分离出多种成分，尤其是实现了气相-质谱联用，气相-红外联用和气相-紫外联用等多机联用之后，气相色谱不但可以把挥发油中的各种成分进行分离，而且分离后的成分可立即测出准确的分子量，还可确定未知成分的结构。

第五节 挥发油提取实例

一、薄荷中的挥发油

中药薄荷为唇形科植物薄荷 *Mentha haplocalyx* Briq. 的干燥地上部分，用于治疗感冒发热、头痛鼻塞、咽喉肿痛、目赤等症。全草含挥发油 1％～3％。我国薄荷的产量居世界第一，盛产于长江以南广大地区，以江苏、江西、浙江为主产区，其它如广东、福建、四川也大量生产。

薄荷油有局部刺激作用，在头痛、神经痛时，将其涂擦痛处，可因其清凉感的反射作用而使疼痛减轻，此外还有消炎作用。

（一）结构与性质

薄荷油为无色或淡黄色的油状液体，有强烈的薄荷香气，可溶于有机溶剂如乙醇、乙醚、氯仿等。相对密度为 0.895～0.910，比旋光度 $[\alpha]_D^{20}$-17°～-24°，折光率 n_D^{20} 1.458～1.471，沸点 204℃～210℃。薄荷挥发油的化学组成很复杂，已分离出的成分在 15 种以上，主要是单萜类及其含氧衍生物。其中薄荷醇在油中的含量高低是决定薄荷油质量优劣的主要标准，我国所产薄荷的薄荷醇占挥发油的 75％～85％，薄荷酮占 10％～20％，醋酸薄荷酯占 1％～6％。

薄荷醇（又称薄荷脑），是薄荷的有效成分，为白色块晶或针晶，熔点 41℃～43℃，沸点 212℃，比重 0.890，n_D^{25}1.458，$[\alpha]_D^{18}$-5°。微溶于水，易溶于乙醇、氯仿、乙醚及石油醚等。

薄荷醇　　　　　　薄荷酮　　　　　　醋酸薄荷酯

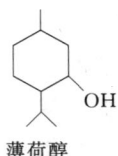

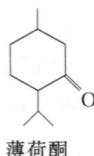

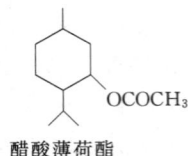

（二）提取与分离

【提取流程】

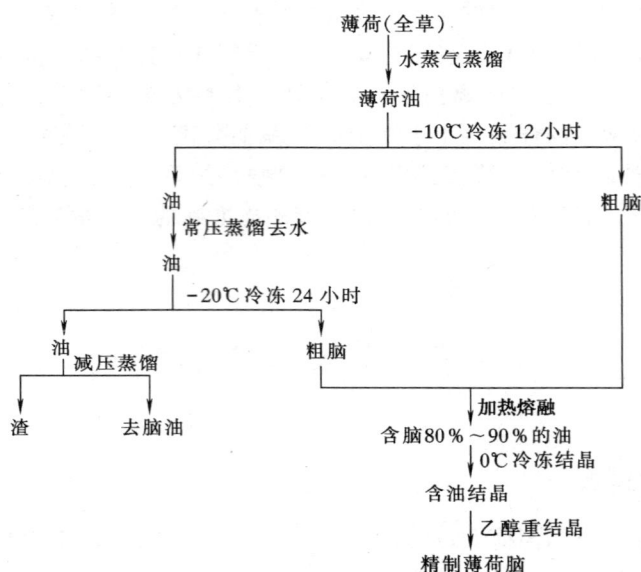

二、当归中的挥发油

当归为伞形科植物当归 *Angelica sinensis*（Oliv.）Diels 的干燥根，具有补血、活血、调经、止痛等功效。药理实验表明，当归能从多方面调节子宫平滑肌的功能，兴奋子宫的成分为非挥发性物质，抑制子宫的主要成分为挥发油。

（一）结构与性质

当归含挥发油 0.42％。已从中分离出藁本内酯、正丁烯酰内酯等 29 种成分，实验表明，这两种成分是解痉的有效成分，其中藁本内酯作用较强，含量较高，约 47％，而后者约 11.3％。

当归挥发油为黄褐色油状液体，有特异芳香味，其折光率为 n_D^{25}1.5590，比旋光度为 $[\alpha]_D^{25}$-0.58°，相对密度 d_{25}^{25}1.0430。藁本内酯为淡黄色油状物，沸点 168℃～169℃（799.8Pa），可与盐酸羟胺-三氯化铁试剂呈正反应。正丁烯酰内酯为无色油状物，沸点

182℃～184℃（933.1Pa），具当归的特异香味，与盐酸羟胺-三氯化铁试剂反应显紫色。

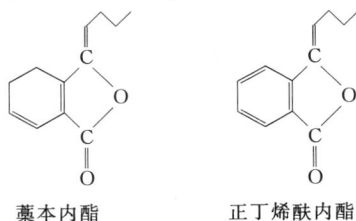

藁本内酯　　　　正丁烯酞内酯

（二）藁本内酯与正丁烯酞内酯的提取与分离

1. 藁本内酯的提取分离

【提取流程】

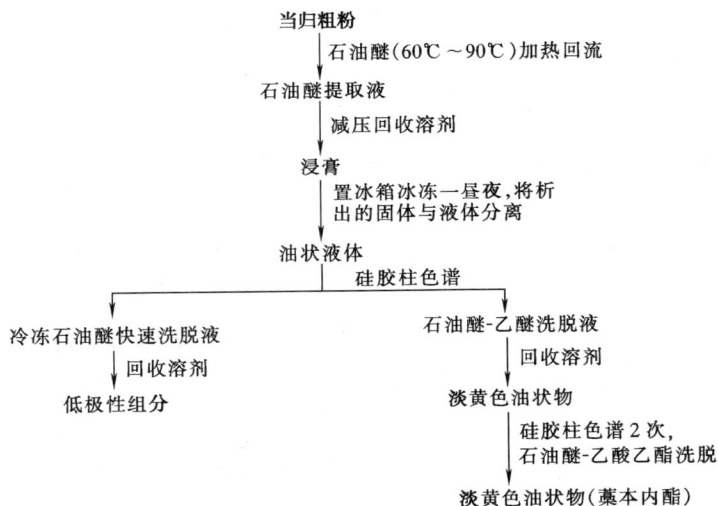

```
                          当归粗粉
                            │石油醚(60℃～90℃)加热回流
                       石油醚提取液
                            │减压回收溶剂
                          浸膏
                            │置冰箱冰冻一昼夜,将析
                            │出的固体与液体分离
                       油状液体
                            │硅胶柱色谱
        ┌───────────────────┴───────────────────┐
  冷冻石油醚快速洗脱液                      石油醚-乙醚洗脱液
        │回收溶剂                              │回收溶剂
   低极性组分                             淡黄色油状物
                                              │硅胶柱色谱2次,
                                              │石油醚-乙酸乙酯洗脱
                                         淡黄色油状物(藁本内酯)
```

2. 正丁烯酞内酯的提取分离

【提取流程】

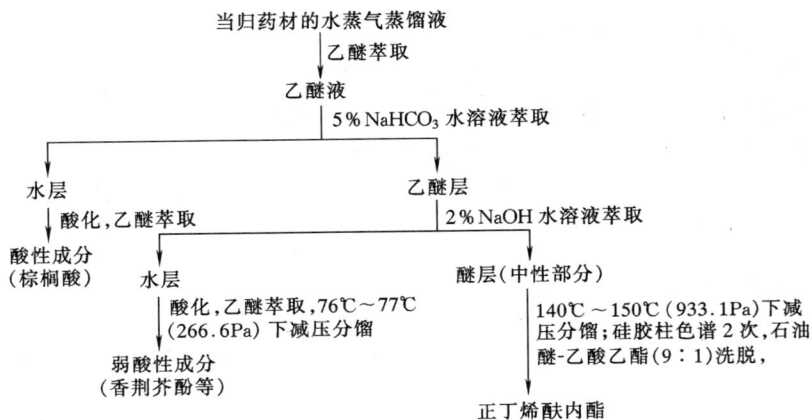

```
                    当归药材的水蒸气蒸馏液
                         │乙醚萃取
                       乙醚液
                         │5%NaHCO₃水溶液萃取
        ┌────────────────┴────────────────┐
      水层                              乙醚层
        │酸化,乙醚萃取                      │2%NaOH水溶液萃取
   酸性成分              ┌──────────────────┴──────┐
   (棕榈酸)            水层                      醚层(中性部分)
                        │酸化,乙醚萃取,76℃～77℃      │140℃～150℃(933.1Pa)下减
                        │(266.6Pa)下减压分馏         │压分馏;硅胶柱色谱2次,石油
                   弱酸性成分                        │醚-乙酸乙酯(9:1)洗脱,
                   (香荆芥酚等)                  正丁烯酞内酯
```

第六节　主要含挥发油的常用中药

很多中药都含有挥发油，含挥发油的常用中药见下表。

表 8-3　　　　　　　　　　　　　主要含挥发油的常用中药

药　名	原　植　物	主　要　挥　发　油　成　分
白　术	为菊科植物白术 Atractylodes macrocephala Koidz. 的干燥根茎	含挥发油 0.25%～1.42%。油中主要成分为苍术酮，占 9.59%～27.40%，其它成分有苍术醇，白术内酯 A、B，3-β-乙酰氧基苍术酮，3-β-羟基苍术酮等
茵　陈	为菊科植物茵陈蒿 Artemisia capillaris Thunb. 的干燥地上部分	含挥发油 0.23%，油中主要成分为茵陈二烯酮，茵陈二炔酮，茵陈炔内酯，茵陈醇，β-蒎烯等
莪　术	为姜科植物广西莪术 Curcuma k-wangsiensis S. G. Lee et C. F. Liang 的干燥根茎	含挥发油 1.0%～2.5%，油中主要成分有莪术醇，莪术双酮，姜烯，樟脑，龙脑，1,8-桉油素等
干　姜	为姜科植物姜 Zingiber officinale Rosc. 的干燥根茎	含挥发油 2%～3.5%，油中主要成分为姜酮，其次为 β-没药烯，α-姜黄烯，姜醇，α-与 β-金合欢烯，姜烯，芳樟醇，桉叶素
肉　桂	为樟科植物肉桂 Cinnamomum cassia Presl 的干燥树皮	含挥发油 1%～2%，油中主要成分为桂皮醛，占 75%～90%，还有少量乙酸桂皮酯、乙酸苯丙酯等
广藿香	为唇形科植物广藿香 Pogostemon cablin（Blanco）Benth. 的干燥地上部分	含挥发油 2%～2.8%，主要成分为广藿香醇，约占 5.2%～6%，其它有苯甲醛、丁香酚、桂皮醛、广藿香薁烯、石竹烯广藿香吡啶、β-榄香烯
当　归	为伞形科植物当归 Angelica sinensis（Oliv.）Diels 的干燥根	含挥发油 0.2%～0.42%，油中主要含正丁烯酞内酯，藁本内酯等
厚　朴	为木兰科植物厚朴 Magnolia officinalis Rehd. et Wils. 的干皮、根皮及枝皮	含挥发油 1%，油中含厚朴酚，和厚朴酚，四氢厚朴酚，异厚朴酚及 α-桉叶醇

【思考与练习】

1. 挥发油的含义和化学组成各是什么？
2. 萜类化合物的含义和分类依据是什么？
3. 挥发油的通性有哪些？如何区别挥发油与脂肪油？
4. 以溶剂法提取挥发油时，选择的溶剂应具备什么特点？为什么？
5. 简述挥发油各类成分的沸点随结构变化的规律。

*第九章　强　心　苷

第一节　强心苷的含义、结构与检识

一、强心苷的含义

强心苷是存在于植物中的一类具有强心作用的甾体苷类。强心苷元为甾体母核衍生物，强心苷对心脏有显著的生理活性，适当剂量能使心肌收缩作用增强，心率减慢，在临床上用于治疗心力衰竭及心律失常等心脏疾患，故称为强心苷。

二、强心苷的结构类型

强心苷是由强心苷元（甾体母核）与各种不同的糖，以三种不同的方式连接而成的苷类化合物。下面分别从苷元、糖以及苷元与糖的连接方式三方面加以讨论。

（一）强心苷元

强心苷元为 C_{17} 位连接不饱和内酯环的甾体化合物。母核四个环的稠和方式为：B/C 环反式，C/D 环顺式，A/B 环多数为顺式，少数为反式。母核中 C_3、C_{14} 位上各有一羟基，C_3 位羟基与糖结合成苷。其它位置上也可能有羟基、羰基或双键。

甾核 C_{10}、C_{13}、C_{17} 位上有三个侧链，均为 β-型。其中 C_{10} 上大多数为甲基，也有羟甲基、醛基或羧基；C_{13} 位为甲基；C_{17} 位侧链为不饱和内酯环。根据不饱和内酯环的不同，可将强心苷元分为以下两类：

1. 甲型强心苷元：此类强心苷元又称为强心甾烯型，其 C_{17} 位侧链为五元不饱和内酯环，天然强心苷类的苷元大多属于此种类型。由甲型强心苷元组成的强心苷称为甲型强心苷。

2. 乙型强心苷元：此类强心苷元又称为海葱甾烯型或蟾酥甾烯型，其 C_{17} 位侧链为六元不饱和内酯环，此类型强心苷元数目较少。由乙型强心苷元组成的强心苷称为乙型强心苷。

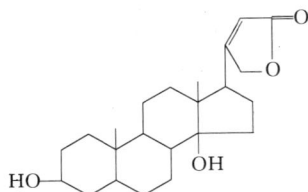

甲型强心苷元（强心甾烯）　　　　　　乙型强心苷元（海葱甾烯）

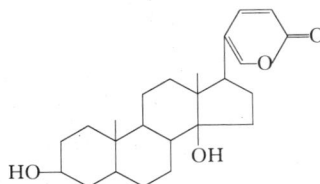

（二）糖部分

强心苷元 C_3—OH 与糖结合形成苷，糖的单元数一般为 1～5，以直链相连，构成强心苷的糖种类很多，根据结构主要分为三类：

1. 六碳醛糖：最常见的是 D-葡萄糖。

2. 6-去氧糖：如 L-鼠李糖、D-洋地黄糖、L-黄花夹竹桃糖（L-黄夹糖）。

L-鼠李糖　　　　D-洋地黄糖　　　　L-黄夹糖

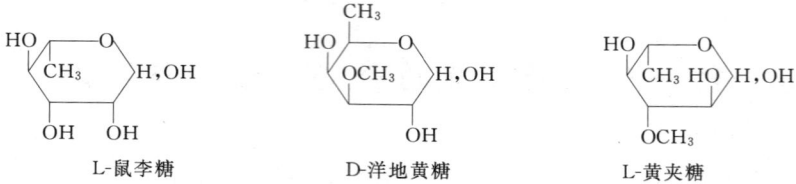

3. 2,6-去氧糖（α-去氧糖）：为强心苷的特殊糖，如 D-洋地黄毒糖、D-加拿大麻糖、D-地芰糖等。某些强心苷还含有乙酰糖，如乙酰洋地黄毒糖。

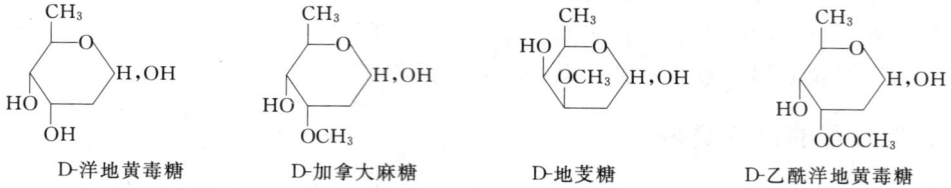

D-洋地黄毒糖　　D-加拿大麻糖　　D-地芰糖　　D-乙酰洋地黄毒糖

（三）糖与苷元的连接方式

糖与苷元的连接方式主要有以下三种，其中Ⅰ型、Ⅱ型为多数，Ⅲ型较少。

Ⅰ型：苷元 C_3—O—(2,6-去氧糖)$_x$-(D-葡萄糖)$_y$。如毛花洋地黄苷丙。

Ⅱ型：苷元 C_3—O—(6-去氧糖)$_x$-(D-葡萄糖)$_y$。如黄夹苷甲。

Ⅲ型：苷元 C_3—O—(D-葡萄糖)$_x$。如乌沙苷。

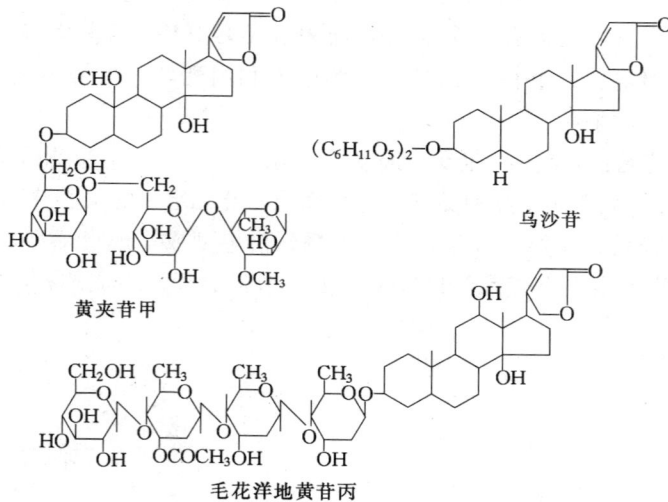

黄夹苷甲　　　乌沙苷

毛花洋地黄苷丙

三、强心苷的检识

强心苷的检识反应是基于苷元上的五元不饱和内酯环、苷元甾体母核及强心苷特殊糖（2，6-去氧糖）等三部分的结构特点。

（一）五元不饱和内酯环的反应

甲型强心苷元含有五元不饱和内酯环，在碱性醇中可与多硝基苯类试剂发生显色反应，下面是两个常见的反应：

1. 间-二硝基苯反应：取含强心苷的醇溶液，加入 2 滴 1％的间-二硝基苯无水乙醇溶液，再加 4 滴 20％氢氧化钠溶液，出现紫红色。

2. 碱性苦味酸反应：取样品的醇溶液，加入临时配制的碱性苦味酸试剂数滴，呈现橙色或橙红色。

乙型强心苷元的六元不饱和内酯环在碱性溶液中不产生此类反应。

（二）强心苷元甾体母核的反应

1. 浓硫酸-醋酐反应：取样品的氯仿溶液大约 1 mL，加浓硫酸-醋酐（1：20）混合液数滴呈现红、紫、蓝、绿等颜色变化。

2. 氯仿-浓硫酸反应　取样品少许溶于氯仿，置于试管中，沿管壁加入浓硫酸，氯仿层呈血红色或青色，硫酸层有绿色荧光。

（三）2,6-去氧糖的反应

1. 冰醋酸-三氯化铁反应：取样品溶于冰醋酸中，加 20％的三氯化铁（或硫酸铁）水溶液，沿管壁加浓硫酸 1 mL，观察界面和醋酸层的颜色变化，如在此条件下有游离 2,6-去氧糖存在或能水解出 2,6-去氧糖，上层醋酸则渐显蓝色或蓝绿色（Fe^{3+} 变为 Fe^{2+}）。

2. 呫吨氢醇反应：取样品少许，加试剂 1 mL，水浴加热 1 分钟，只要分子中有 2,6-去氧糖都能呈现红色。

第二节　强心苷的结构与强心作用的关系

强心苷是一类具有强心作用的苷类化合物，能选择性地作用于心肌，增强心肌收缩力、增加衰竭心脏的输出量、减慢心率和抑制房室传导，是目前治疗充血性心力衰竭的主要药物。在临床上主要用于治疗心功能不全和某些心律失常。强心苷的化学结构与强心作用之间有着密切的关系，大体主要有以下几部分：

一、甾体母核的立体结构

强心苷元甾体母核中 A/B 环可以是顺式或反式，但 C/D 环必须是顺式稠合，才能显现强心作用。如果C/D环为反式或C_{14}上羟基脱水生成脱水苷元，强心作用消失。

二、不饱和内酯环

甾体母核C_{17}位上必须有一个不饱和内酯环，而且为β-构型，如果为α-构型或开环，强心作用很弱或消失。

三、C_{14}位的羟基

天然存在的强心苷大多有C_{14}位羟基，C_{14}位上不论是羟基或是氢原子，只要是β-构型均有强心作用。

四、构成强心苷的糖

糖部分本身没有强心作用，但在强心苷中，糖的性质和数目对强心苷的活性和毒性有影响。如洋地黄毒苷元和葡萄糖结合成苷，强心作用随分子中糖的数目增加而减弱，但洋地黄毒苷元与洋地黄毒糖（2,6-去氧糖）结合成苷，糖分子数目增加，强心活性无明显变化，但毒性却随之增大；另外洋地黄毒糖的单糖苷、二糖苷和三糖苷均比相应的葡萄糖苷的强心作用和毒性强。以上结果说明强心苷中糖的性质和数目，很可能是影响到强心苷在水/油中的分配系数，从而影响到强心苷的活性和毒性。

由于强心苷构效关系很密切，故到目前为止强心苷还均由植物中提取，而且是由国家定点厂进行提取和生产，故提取、分离部分省略。

【思考与练习】

1. 写出强心苷元甾体母核，并说出环与环之间的稠和方式。
2. 甲型强心苷元与乙型强心苷元的结构区别是什么？
3. 强心苷的检识反应是基于强心苷的哪三部分结构？
4. 甲型强心苷和乙型强心苷如何鉴别？如何检识强心苷中是否含有2,6-去氧糖？
5. 简述强心苷的结构与强心活性的关系。

* 第十章 皂 苷

第一节 皂苷的含义、结构与分类

一、皂苷的含义

皂苷是一类广泛存在于植物界的结构比较复杂的苷类化合物。其水溶液振摇后，多数能产生大量、持久、似肥皂样的泡沫，故得名皂苷。

二、皂苷的结构与分类

皂苷是由皂苷元、糖或糖醛酸所组成。按照皂苷元的化学结构不同，可将皂苷分为两大类。

（一）甾体皂苷

此类皂苷的皂苷元是由 27 个碳原子组成的甾体衍生物，其基本碳架称为螺旋甾烷及其异构体异螺旋甾烷，具有以下通式：

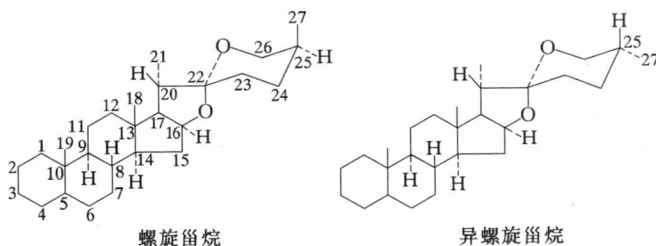

螺旋甾烷   异螺旋甾烷

甾体皂苷元的结构具有下列特点：

1. 甾体皂苷元具有和自然界甾醇类相似的甾体母核及构型。分子中含有 A、B、C、D、E 和 F 六个环，A、B、C、D 环为甾体母核，E、F 环以缩酮形式相联接，共同组成螺旋甾烷［C_{25}位上的甲基位于直立键（竖键）上时］或异螺旋甾烷［C_{25}位上的甲基位于平伏键（横键）时］的结构。A/B 环有顺式也有反式，B/C 环和 C/D 环均为反式。

2. 分子中含有羰基、双键及多个羟基，大多数在 C_3 上有羟基并常与糖结合成苷。

3. 甾体皂苷分子中大多不含羧基，呈中性，故甾体皂苷又常称为中性皂苷。

（二）三萜皂苷

三萜皂苷在自然界分布比甾体皂苷广泛，种类也多。三萜皂苷的苷元多数是由 30 个碳原子构成的三萜类化合物。按照分子中环的数目可进一步分为五环三萜皂苷和四环三萜皂苷。下面是常见的结构母核：

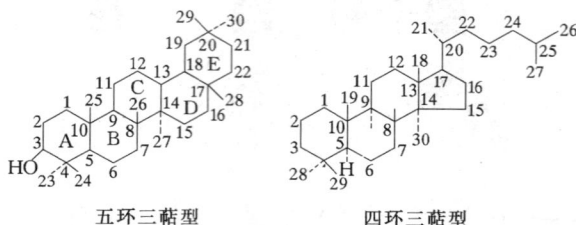

五环三萜型　　　　　四环三萜型

多数三萜皂苷含有羧基，所以又称酸性皂苷。在植物体内，这些羧基常与钙、镁离子结合成盐的形式存在，也有与糖成酯苷键形式存在。

组成皂苷常见的糖有葡萄糖、半乳糖、鼠李糖、阿拉伯糖及木糖等，常见的糖醛酸有葡萄糖醛酸、半乳糖醛酸等。这些糖或糖醛酸先结合成低聚糖的形式，再与皂苷元相连形成苷。

第二节　皂苷的理化性质与检识

一、皂苷的理化性质

（一）性状

皂苷多为白色或乳白色无定形粉末，少数有较好的结晶形状。皂苷常在融熔前分解，因此多数无明显的熔点。皂苷味苦而辛辣，对粘膜有刺激性，鼻粘膜受刺激可引起打喷嚏。但也有少数例外，如甘草皂苷，对粘膜的刺激性极小，而且有一定的甜味。

（二）溶解性

多数皂苷极性较大，一般可溶于水，易溶于热水、稀醇，几乎不溶或难溶于苯、乙醚等亲脂性溶剂。皂苷在含水丁醇或戊醇中有较大的溶解度，因此常利用正丁醇或戊醇从水溶液中将皂苷类成分萃取出来，从而与留在水溶液中的糖、蛋白质等水溶性成分相互分离。皂苷元亲脂性较大，不溶于水而溶于石油醚、氯仿、乙醚等亲脂性有机溶剂。

（三）表面活性

皂苷水溶液剧烈振摇，可产生大量的持久性泡沫，且不因加热而消失，这是由于皂苷分子中亲水性的糖基和亲脂性的苷元能达到平衡状态，从而显示出降低水溶液表面张力的作用。但也有些皂苷起泡性不明显。

（四）溶血性

皂苷的水溶液大多数能破坏红细胞而有溶血作用。一般含有皂苷的中药不宜作静脉注射用，肌肉注射也易引起组织坏死，口服则无溶血作用。各种皂苷的溶血作用强弱不同，皂苷溶血作用的强弱可用溶血指数表示。溶血指数是指在一定的条件下（同一来源的红细胞、等渗、恒温等），能使血液中红细胞完全溶解的最低皂苷浓度。例如薯蓣皂苷的溶血指数为1：40万，甘草皂苷的溶血指数为1：4000。利用溶血现象可以检查中药中是否含有皂苷，同时还可以根据溶血指数，粗略测定皂苷的含量。

二、皂苷的检识

（一）醋酐-浓硫酸反应

取皂苷样品少许溶于醋酐中，然后再加醋酐-浓硫酸试剂，观察颜色变化，由黄转为红、紫、蓝色或绿色。甾体皂苷颜色变化快，而三萜皂苷稍慢。

（二）泡沫反应

取药材的水溶液1～2mL置于试管中，密塞后强烈振摇大约1分种，如产生大量的持久性泡沫，可能含有皂苷。但应注意并不是所有的皂苷均有起泡现象，而且含蛋白质和粘液质的水溶液剧烈振摇也能产生泡沫，只是泡沫的持久性差，而且产生的泡沫会因加热而消失。

（三）溶血反应

取滤纸一小片，滴加2％的皂苷水溶液1滴，干燥后喷雾血球试液（取羊血或兔血1份，用玻棒搅拌，除去凝集的纤维蛋白，加pH7.4的磷酸盐缓冲液7份稀释所得），几分钟后，如果在红色的背底中出现白色或淡黄色斑点，说明可能有皂苷存在。但应注意，某些皂苷没有溶血作用，而植物中一些非皂苷成分如某些萜类、胺类也有溶血作用，故应先除去干扰成分，再做溶血试验。具体方法可采用胆甾醇沉淀法，如果胆甾醇沉淀后的滤液不显示溶血作用，而沉淀经分解后有溶血作用，则说明是皂苷类成分引起的溶血现象。

第三节 皂苷的提取与分离

一、皂苷的提取

因为皂苷类化合物极性较大，亲水性较强，因此常用水及亲水性有机溶剂甲醇、乙醇作为皂苷的提取溶剂。根据需要，在提取前可先用石油醚或乙醚进行脱脂处理，以除去油脂、色素等脂溶性杂质。如果以乙醇为溶剂进行提取，乙醇的浓度常采用70％～95％，乙醇提取液放冷或浓缩后放冷，即可析出粗总皂苷。如果以水作为溶剂加热提取，一些水溶性强的糖、蛋白质等非皂苷类水溶性成分亦被提出，因此水提取液浓缩后，可加入二倍量的 95％的乙醇，使蛋白质、糖类等杂质沉淀，除去沉淀后，回收乙醇，即可得粗总皂苷。

二、皂苷的精制

将粗总皂苷用适量水溶解后，加食盐饱和，用正丁醇或戊醇进行萃取，合并正丁醇或戊醇萃取液，减压浓缩即可得到精制的总皂苷。此法操作简便，效果良好，为精制皂苷的通用方法。

另外还可以利用皂苷类化合物难溶于乙醚等弱极性溶剂的性质，向皂苷的甲醇或乙醇提取液中加乙醚，使皂苷因溶解度降低而析出，与留在溶液中的杂质相分离。还可以采用氧化镁吸附法、铅盐沉淀法和透析法等进行纯化处理。大孔吸附树脂法纯化精制的效果也相当好，其方法是将提取得到的粗总皂苷，用适量水溶解后，通过大孔吸附树脂柱，依次用水、由稀到浓的乙醇或甲醇洗脱，收集醇洗脱液，将得到较纯的总皂苷。

三、皂苷元的提取

皂苷元极性小，难溶于水而易溶于低极性有机溶剂。提取皂苷元可先从药材中提出粗皂苷，再将粗皂苷加酸加热水解，然后滤出水解物，或用亲脂性有机溶剂提取。

四、皂苷的分离

用以上精制方法处理后，除少数皂苷可得单体外，一般只能除去皂苷中的杂质，得到较纯的总皂苷。色谱法常用于分离皂苷类化合物，由于皂苷的极性强，可采用分配柱色谱法或反相吸附柱色谱法分离。

第四节　皂苷提取实例

穿山龙中的薯蓣皂苷

薯蓣皂苷是薯蓣科薯蓣属植物的主要成分，其苷元称薯蓣皂素，是合成甾体激素和甾体避孕药的重要原料。我国薯蓣属植物资源丰富，已发现有 60 余种，分布南北各地。用于生产薯蓣皂苷元的原料主要有穿龙薯蓣（又称穿山龙）*Dioscorea nipponica* Makino 及盾叶薯蓣（俗称黄姜）*D. Zingiberensis* G. H. Wright 的根茎。穿山龙有祛风湿、止痛的功效，常用于风湿腰腿痛。工业上主要作为提取薯蓣皂素（薯蓣皂苷的苷元）的植物原料。

（一）结构与性质

薯蓣皂苷属于甾体皂苷，通过 C_3 位羟基先后与 1 分子葡萄糖和 2 分子鼠李糖相连，分子中不含羧基，属于中性皂苷。薯蓣皂苷为针状结晶，熔点 275℃～280℃，不溶于水，可溶于乙醇、甲醇、醋酸，微溶于丙酮、戊醇，难溶于乙醚、苯等亲脂性有机溶剂。薯蓣皂素的熔点为 204℃～207℃，〔α〕$_D$-129.3℃（氯仿），可溶于常用的有机溶剂如乙醚、石油醚、汽油及醋酸，不溶于水。

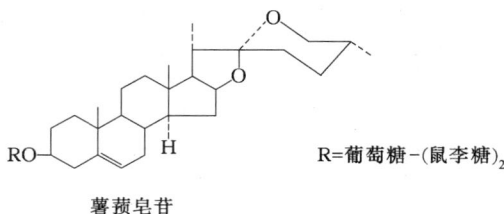

R=葡萄糖-(鼠李糖)$_2$

薯蓣皂苷

（二）提取分离

穿山龙药材切片
↓ 加水浸透后,加入 3.5 倍水,加入浓硫酸,使达 3% 的浓度,通蒸汽,加压,水解 8 小时
水解处理后的药材切片
↓ 水洗去酸液,晒干,使含水量不超过 6%,粉碎
干燥的药材粉末
↓ 加 6～8 倍量石油醚(60℃～90℃),连续回流近 20 小时(加活性炭)
石油醚提取液
↓ 回收溶剂,浓缩至 1:40,室温放置,使皂苷元完全析出,离心甩干,干燥
粗制薯蓣皂苷元
↓ 用乙醇或丙酮重结晶,活性炭脱色
精制薯蓣皂苷元的纯品（熔点204℃～207℃）

第五节 主要含皂苷的常用中药

含有皂苷的中药很多，主要含有皂苷的常用中药列举于表 10-1。

表 10-1　　　　　　　　　主要含皂苷类成分的常用中药

药 名	原 植 物	主 要 皂 苷 类 成 分
知 母	为百合科植物知母 Anemarrhena asphodeloides Bge. 的干燥根茎	含多种甾体皂苷：知母皂苷 A-Ⅰ、A-Ⅱ、A-Ⅲ、A-Ⅳ、B-Ⅰ、B-Ⅱ
麦 冬	为百合科植物麦冬 Ophiopogon japonicus (Thunb.) Ker-Gawl. 的干燥块根	含多种甾体皂苷，如沿阶草皂苷 A、B、C、D 等
桔 梗	为桔梗科植物桔梗 Platycodon grandiflorum (Jacq.) A. DC. 的干燥根	含桔梗皂苷 A、B、C、D……H，其中以桔梗皂苷 D 为主
人 参	为五加科植物人参 Panax ginseng C. A. Mey. 的干燥根	含人参皂苷 Ro、Ra、Rb$_1$、Rb$_2$、Rc、Rd、Re、Rf、Rg$_1$、Rg$_2$……等十几种四环三萜皂苷
酸枣仁	为鼠李科植物酸枣 Ziziphus jujaba Mill. var. spinosa (Bunge) Hu ex H. F. Chou 的干燥成熟种子	含四环三萜类皂苷：酸枣仁皂苷 A 和酸枣仁皂苷 B

（续表）

药　名	原　植　物	主　要　皂　苷　类　成　分
柴　胡	为伞形科植物柴胡 *Bupleurum chinense* DC. 或狭叶柴胡 *B. Scorzonerifolium* Willd. 的干燥根	含柴胡皂苷 a、c、d、f
甘　草	为豆科植物甘草 *Glycyrrhiza uralensis* Fisch.、胀果甘草 *G. inflata* Bat. 或光果甘草 *G. glabra* L. 的干燥根及根茎	含甘草酸（也称甘草皂苷或甘草甜素）、乌拉尔甘草皂苷 A、乌拉尔甘草皂苷 B

【思考与练习】

1. 皂苷的含义是什么？

2. 皂苷分几大类？各类结构的主要特点是什么？写出其结构通式。

3. 甾体皂苷元中螺旋甾烷和异螺旋甾烷两种结构类型的主要区别是什么？

4. 如何判断某中草药中是否含有皂苷类成分？

5. 根据皂苷的溶解性特点，在提取、精制皂苷时，常选用哪些溶剂？

6. 写出薯蓣皂苷元的结构，指出其所属结构类型，并说明其提取制备原理。

*第十一章 鞣 质

第一节 鞣质的含义、结构与分类

一、鞣质的含义

鞣质又称单宁或鞣酸，是一类分子较大的（分子量通常在 300～3000 之间）、结构复杂的、多元酚类化合物。鞣质的水溶液可与蛋白质结合形成不溶性鞣酸蛋白沉淀。能与生兽皮中的蛋白质结合形成致密、柔软、不易腐败又难以透水的皮革，故称鞣质。

鞣质在多数中药中被视为无效成分，而在地榆、五倍子等中药中因其具有收敛、止血和抗菌消炎作用，则被认为是有效成分。概括起来，鞣质在医药上可作为收敛、止血、止泻、止痢剂，也是生物碱及重金属中毒的良好解毒剂。

二、鞣质的结构与分类

由于鞣质的结构复杂、极性较大和结晶性差等特点，使得鞣质既难提纯又易氧化，至今对其了解还很不全面。目前只能根据已知资料归纳，将鞣质按化学组成的性质分为两类。

（一）可水解鞣质

此类鞣质的分子结构特点是，具有酯键或酯式苷键。能被酸、碱、酶水解，产生一些小分子的物质而失去鞣质的特性，如大黄中的没食子酰葡萄糖和五倍子中的五倍子鞣质。

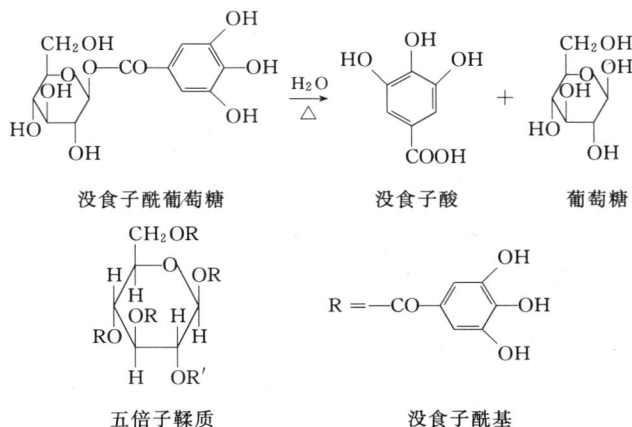

没食子酰葡萄糖   没食子酸   葡萄糖

五倍子鞣质   没食子酰基

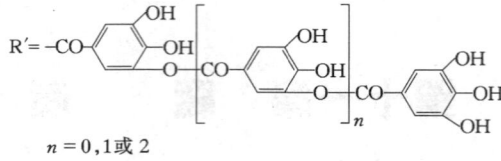

$n = 0, 1 或 2$

（二）缩合鞣质

此类鞣质分子中不具有酯键或酯式苷键，不易发生水解反应，但其水溶液在酸、碱的作用下或长时间放置可发生缩合，生成高分子水不溶性的无定形红棕色沉淀，称为鞣酐或鞣红。缩合鞣质在中药中的分布比可水解鞣质广泛，天然鞣质多数属于此类。

缩合鞣质的结构比较复杂，目前尚未完全了解，一般认为黄烷-3-醇和黄烷-3,4-二醇类很可能是缩合鞣质的前体化合物。黄烷醇之间以碳—碳键相联形成缩合鞣质，故不发生水解。羟基黄烷醇类主要以儿茶素为代表，但儿茶素不是真正的鞣质，不具有鞣质的通性，只有当它们缩合成大分子多聚物后才具有鞣质的特性。如双儿茶素，只有部分鞣质的特性，仍属于前体物，随着聚合度的增加，鞣质的性质也表现得越来越显著，真正的缩合鞣质为三、四及五聚合物等。

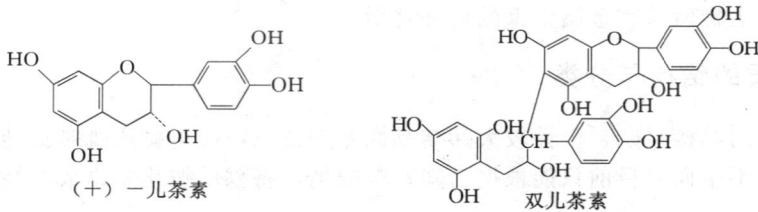

（＋）—儿茶素　　　　　　　双儿茶素

第二节　鞣质的通性

（一）性状

鞣质多为无定形粉末，具有吸湿性。

（二）溶解性

鞣质可溶于水和乙醇中，形成胶体溶液，也可溶于丙酮、乙酸乙酯、乙醚和乙醇的混合溶剂中，不溶于无水乙醚、氯仿、苯、石油醚等极性较小的有机溶剂。

（三）还原性

鞣质为强还原剂，能还原费林试剂。鞣质在空气中尤其在碱性条件下极易被氧化，其水溶液长时间放置或与稀酸共煮，因氧化、聚合作用可生成水不溶性沉淀，这是许多中药注射剂在灭菌贮藏过程中易析出沉淀的原因之一。

（四）与蛋白质的反应

鞣质与蛋白质能结合产生水不溶性的分子复合物。利用此反应临床上以鞣酸制剂治疗肠炎、腹泻等。鞣质的水溶液中加入 NaCl-明胶试剂，可产生类白色沉淀，这可用于鞣质的检识。

（五）与三氯化铁的反应

鞣质与三氯化铁可发生反应，产生蓝黑色或绿黑色，量多时为沉淀。中草药大多含有鞣质，故中药煎煮时一律不用铁器。

（六）与生物碱和重金属盐的反应

鞣质可与生物碱（如咖啡碱）、重金属盐（如醋酸铅）及碱土金属的氢氧化物（如氢氧化钙）等作用，生成沉淀。临床上利用此性质，将鞣质作为生物碱或重金属中毒的解毒剂。

第三节　中药注射剂中鞣质的除去方法

鞣质能与蛋白质结合产生水不溶性的沉淀，所以用未除尽鞣质的中药注射液进行肌肉注射，可引起疼痛和产生局部硬结。又由于鞣质具有强还原性，使注射剂在灭菌和贮藏过程中产生混浊或沉淀，所以制备中药注射剂必须除尽鞣质。以下介绍几种除去鞣质的常用方法。

（一）二次灭菌法（即冷热处理法）

鞣质的水溶液是一种胶体溶液，在高温下胶粒容易聚集，当溶液的温度降低时，聚集的胶粒又会因运动稳定性降低而沉淀析出。对含少量鞣质的中药注射液可采用二次灭菌法除去鞣质。具体方法是将配好的药液封装于输液瓶中，100℃30 分钟加热，冷后贮于冰箱中一天以上，过滤，滤液再灌封于安瓿灭菌。

（二）明胶沉淀法

本法是利用蛋白质与鞣质在水溶液中能形成鞣酸蛋白沉淀物的原理除去鞣质的方法。其操作方法是，在中药水煎浓缩液中，加入 2%～5%的明胶溶液至不再产生沉淀为止，静置，滤过除去沉淀。滤液浓缩后，加乙醇使含醇量达 75%以上，以除去过量的明胶。如一次处理除不尽明胶，可再用乙醇处理一次。

（三）石灰法

因钙离子能与鞣质结合产生沉淀，所以可向水提液中加入氢氧化钙，使鞣质与钙离子结合产生沉淀，再过滤除去。或在提取前在药材中拌入石灰乳，使鞣质与钙结合成不溶性化合物，再选用适宜溶剂提出有效成分，使鞣质留于药渣中，不被提出。

（四）聚酰胺吸附法

将药材水煎浓缩液，加乙醇（使含醇量达 80％）除去蛋白质、多糖类杂质之后，再将此醇溶液通过处理好的聚酰胺柱，这时鞣质被聚酰胺牢牢地吸附，而其它有效成分不被吸附或吸附得不紧，因此用少量乙醇冲洗，即可使鞣质与其它成分分开，达到除去鞣质的目的。此法除鞣质较彻底，而且方法简便，聚酰胺可回收处理，重复使用。

（五）醇溶液调 pH 值法

中药水煎浓缩液中加入高浓度的乙醇，使其含醇量达到 80％以上，再于冷处放置，滤除沉淀后，用 40％的氢氧化钠调其 pH 值至 8，此时因鞣质生成钠盐不溶于乙醇而沉淀析出，经放置，即可滤除。此法除鞣质也较彻底，但若有效成分如果是黄酮类时，pH 值不应超过 8，以减少其损失。

此外醋酸铅沉淀法、氢氧化铝沉淀法和氧化镁、白陶土、活性炭等吸附法也常用。实际工作中选用哪种除去鞣质的方法，首先应考虑不使有效成分丢失或破坏。

第四节　主要含鞣质的常用中药

表 11-1　　　　　　　　　主要含鞣质类成分的常用中药

药　名	原　植　物	主　要　鞣　质　成　分
五倍子	为五倍子蚜虫 Melaphis chinensis（Bell）Baker、寄生在漆树科植物盐肤木 Rhus chinensis Mill. 等多种植物叶上的虫瘿	主含五倍子鞣质，含量 50％～80％。另含没食子酸，树脂，脂肪，蜡质等
大黄	为蓼科植物掌叶大黄 Rheum palmatum L. 唐古特大黄 R. tanguticum Maxim. ex Balf. 或药用大黄 R. officinale Baill. 的根及根茎	含鞣质约 5％，鞣质中含没食子酰葡萄糖苷，没食子酸，α-儿茶素及大黄四聚素等。另含 1％～5％蒽醌衍生物及树脂、粘液质、淀粉等
儿茶	为豆科植物儿茶 Acacia catechu（L.F.）Willd. 的去皮枝、干的干燥煎膏	主含儿茶鞣酸，表儿茶精
槟榔	为棕榈科植物槟榔 Areca catechu L. 的干燥成熟种子	含 15％的鞣质。另含 0.3％～0.7％的多种生物碱，主要为槟榔碱

【思考与练习】
1. 简述鞣质的含义。
2. 鞣质主要分哪两类？此两类鞣质在结构和性质上各有何特点？
3. 如何检识中草药提取液中是否含有鞣质？
4. 如何除去中药注射液中的鞣质。

第十二章　中药化学成分的预试验

随着科学技术的不断发展，人类社会生活与健康水平要求的不断提高，传统医药在"回归自然"的世界潮流中再次焕发了强大的生命力，展现出更为广阔的前景，并为深入研究开发中药新产品提供了良好的环境。目前，我国"中药现代化科技产业行动"正在深入开展，促进了中医药事业向更高、更新、更深的层次发展。

据统计全世界已有 124 个国家和地区设有中医药机构，一些发达国家也开始接受中药作为治疗药物。我国批准生产的"复方丹参滴丸"、"银杏灵"能够通过美国 FDA 的新药临床研究预审便说明中药作为治疗药物已引起世界各国的重视与关注，并逐渐为国际社会所接受。国内外科学工作者对中药有效成分的研究做了大量工作，积累了丰富经验。有效成分的研究，必须由多学科协作进行，包括植物、化学、药理、临床等几方面紧密配合，才能使有效成分的研究得以顺利进行。

第一节　寻找有效成分的一般途径

寻找中药有效成分的途径很多，应当根据研究课题选用正确的途径，拟定切实可行的计划。研究中药有效成分的途径可以从以下几个方面进行，即从调查研究开始着手，选择临床有效的中药作为研究课题，先作药理实验和临床研究，再作化学分析，最后提供于应用。

一、调查研究

一般在研究某一中药前，首先要查阅文献，对它的历史、现状和前人研究的情况以及国内外发展趋势有一全面了解。同时还要进行必要的调查研究，了解该中药的临床应用及特点。在进行药材资源调查时，应注意对被研究药材的植物科、属及学名做出正确鉴定，以确保被研究的药材品种无误。

（一）临床调查

临床调查是中药有效成分研究的立足点，只有在临床疗效确实可靠的情况下，才有必要对某中药进行有效成分的提取和分离，而对有效成分的确定和使用，最终也将受到临床实践的验证。因此开展临床调查、收集病例、进行统计学处理是研究中药有效成分的重要工作之一。

（二）药材资源调查

我国天然药材资源丰富，但由于地域广阔、用药习惯不同，加上历史遗留的种种问题，药材品种方面的混乱现象还很严重。出现了如混乱品种、同名异物或同物异名、代用名、习用名等问题，甚至出现假冒伪劣现象。因此对临床证明有疗效的中药研究还必须进行药材资源调查。对药材的来源、形态特征、野生或栽培、产地、采集方法和时间、加工方法、贮存保管等情况都应详细了解、记录，特别要搞清药材资源的拉丁学名及科、属、种关系。

（三）文献资料查阅

通过查阅文献可以充分了解前人研究的情况和程度，为制订自己今后的研究工作方案提供依据，避免走弯路。我们应当注意到，就多数资料而言，都不可能是十全十美的，只能参考而不能照搬硬套。因此在查阅文献资料时应尽量充分一些，不但要查阅国内的，也要查阅国外的；不仅要查阅近期的，也要查阅远期的；不只查阅书本上的，也要查阅互联网上的信息。对于某些完全没有资料可查的情况，就要从植物的化学成分与植物的亲缘关系着手，即通过查阅相同科属植物的化学成分、药理或临床等方面寻找参考资料。只有经过大量文献资料的考查、整理与分析，才可能从中获得有益的启示，给下一步研究方案的制定提供充分的依据。以下列举出中药有效成分研究工作中一般常用的工具书、索引、文摘及期刊。

1. 目录与索引

(1)《中文科技资料目录——中草药分册》

(2)《中药成分化学研究文献目录》（1975 年～1982 年）

(3)《化学文摘》（"Chemistry Abstracts" 简称 CA，美国）累计索引

(4)《默克索引》（The Merck Index）

(5)《国内期刊中医药资料索引》（1950 年～1980 年）

(6)《全国报刊索引》

2. 文献

(1)《中药研究文献摘要》（1920 年～1961 年；1962 年～1974 年；1975 年～1979 年）

(2)《中国药学文摘》

(3)《国外医学药学分册》、《国外医学中医中药分册》、《国外医学植物药分册》

(4)《化学文摘》（简称 CA，美国）

(5)《国际药学文摘》

(6)《生物学文摘》（简称 BA）

3. 工具书和手册

(1)《中药大辞典》

(2)《中华本草》

(3)《全国中草药汇编》（上、下册）

(4)《中华人民共和国药典》

(5)《海氏有机化学辞典》（Dictionary of Organic Compounds）

(6)《中药志》

(7)《物理化学手册》（Hand Book of Chemistry and Physics）

(8)《中草药有效成分分析法》

(9)《常用中草药有效成分含量测定》

4. 医药期刊

国内期刊如：《药学学报》、《化学学报》、《高等学校化学学报》、《中国药学杂志》、《中国中药杂志》、《中药材》、《中草药》、《中成药》、《中国医药工业杂志》、《中国化学快报》、《中国药物化学杂志》等。

国外期刊如：《植物化学》（Phytochemistry）、《化学与药学公报》（Chemical and Pharmaceutical Bulletin）、《药用植物》（Planta Medica）、《药学杂志》（Journal of pharmaceutical Sciences）、《天然产物杂志》（The Journal of Natural Products）、《生药学杂志》（日）、《药学杂志》（日）等。

二、药理实验

动物药理实验结果，是代表临床疗效的生物活性指标，也是追踪有效成分的指标。一个理想的生物活性指标，应具有与临床疗效的一致性。但以下两种情况值得注意：

第一，对一种中药来说，某一药理作用可能是数种活性成分均有作用，所以在获得某一活性成分后，还应注意对其他活性成分的寻找。

第二，中药某种药理作用，有可能不是一种成分产生的，而是由于多种成分的协同作用才表现出来。因此可能出现中药的粗提取液有药理活性，而经过精制、分离后，药理活性却减弱或消失。

三、化学分析及结构研究

在调查研究、药理实验基础上，可以对实验所用的中药材进行化学成分预试验、提取、分离和鉴定等一系列化学分析，并开展对有效成分的生产工艺和质量控制等方面的研究，最后用于工业生产和临床。此处只对化学分析、结构研究作简单介绍。

通过化学成分预试验，初步判断出该中药中所含的主要化学成分类型。又根据主要成分的理化性质，拟定出提取、分离流程，经过实验，可以分离、精制得到单体化合物，然后对所提到的单体化合物进行鉴定，确定其结构。由于从植物中提取、分离并得到鉴定的化合物已逾万余种，所以一般中药中得到单体化合物往往是"已知"化合物。对"已知"化合物、"未知"化合物的结构研究方法简述如下。

在化学成分的研究中，即使得到某一成分是"已知"成分，但在鉴定确认前，往往仍是一个"未知"成分。因此，需要做较为系统的分析，对所有实验数据（理化常数、反应结果、光谱数据、文献报道等）进行综合分析、验证和推论。鉴定程序一般为：结构类型分析→结构片断确认→结构片断连接方式→推导可能的分子结构→与文献数据或标准品对照分析→确认成分为何种已知成分。在这一过程中，要做到对每个步骤都从多方面进行论证。如结构类型的判断，可依据溶解性、化学反应结果、紫外光谱（UV）数据、可能的分子式及其不饱和度等；功能基的鉴定，可依据红外光谱（IR）数据、功能基检识反应结果；基本骨架的确定，可依据氢谱（H^1-NMR）、碳谱（C^{13}-NMR）和质谱（MS）数据。至于结构片断的连接方式、芳环的取代情况更需反复证明。最后只有当尽可能多的实验数据与文献报道或标准品一致时，方可确认样品为某种"已知"成分。

对于"未知"成分（即新化合物）的确认应持谨慎态度。只有在充分的文献检索和严谨的结构分析基础上，才能做出肯定的结论。新化合物在确定其结构式（包括立体结构）、分子量、分子式和理化常数的同时，还需进行人工合成加以验证。为了排除"人工产物"的可能，尚需检查原植物中是否含有这种新化合物，或根据生源学说，解释新化合物存在的合理性。

第二节　中药化学成分的预试验

中药化学成分的预试验是指通过较简单的提取和定性试验的方法，初步了解中药中所含成分的大致情况，以指导对有效成分的提取分离工作。

一、中药成分预试验的分类和要求

中药成分预试验通常有两种方法：一是系统预试验，另一种是单项预试验。系统预试验是利用简单、灵敏、准确的定性试验方法，对中药中所含的各类成分进行较全面的预试。单项预试验是根据工作需要有重点地检查某一类成分。例如为了研究生物碱类药物，可以利用生物碱的沉淀反应、显色反应，从多种中药中检查生物碱的存在情况。为了提高预试验结果的准确性，尽量做到：

1. 减少供试液中相互干扰的物质，制备供试液时，尽量除去杂质。常利用各类化合物酸碱性、溶解性的差异进行分离。如生物碱、香豆素、萜类内酯对碘化铋钾均呈阳性反应，可利用生物碱溶于酸水而香豆素等内酯化合物溶于碱水的性质分离后，再作定性检查。

2. 选用专属性强的检识反应，如蒽醌与碱液作用，强心苷的2,6-去氧糖反应等。

3. 选用几种不同试剂进行检识，根据反应结果加以综合分析。如某供试液与三种以上生物碱沉淀试剂发生阳性反应才能说明该供试液可能含生物碱。

4. 反应中尽可能作空白对照试验或与已知标准品进行对照试验。

在预试验前可以利用对药材鉴定的经验对药材的色泽、气味、质地等性状特征进行仔细观察，往往能得到一定启发。如黄色药材可能含有黄酮、蒽醌类化合物；红色药材可能含有蒽醌或其他醌类、酮类化合物；具香气的药材可能含有挥发油或其它挥发性成分；具酸味的药材可能含有有机酸类化合物；苦味的药材可能含有生物碱类化合物；辛辣的药材可能含有皂苷类化合物；粉性强的药材可能含有大量淀粉；药材横切面有油点的往往含有油脂或挥发油等等。

随着科学技术的发展，中药成分预试验的方法、水平也在不断改进、提高，这些新技术的使用，将使预试验工作越来越完善、准确。

二、中药成分预试验供试液的制备

（一）系统预试验供试液的制备

经典的制备方法是利用中药中各类成分溶解度的差异选择多种溶剂，按照极性由小到大或由大到小依次将中药中溶解性相近的成分提取出来，供各类成分检出。但实际工作中，往往根据水可溶解极性成分，石油醚可溶解非极性成分，乙醇能溶解大多数成分的特点，采用水、95％乙醇、石油醚对样品分别进行提取，并以酸、碱分别进行处理，可将各类成分提取、分离，制成相应的供试液。这种制备方法既可满足系统预试验的要求，又可节约溶剂和时间。

1. 水提取液制备

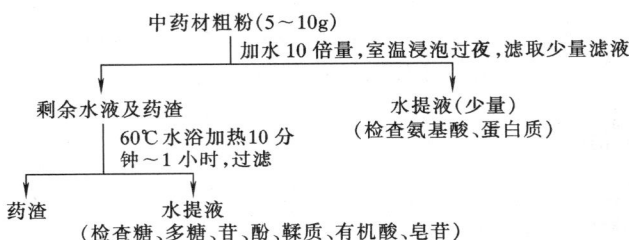

```
                    中药材粗粉(5～10g)
                            │ 加水 10 倍量,室温浸泡过夜,滤取少量滤液
            ┌───────────────┴───────────────┐
        剩余水液及药渣                      水提液(少量)
            │ 60℃水浴加热10分              (检查氨基酸、蛋白质)
            │ 钟～1 小时,过滤
        ┌───┴────┐
      药渣      水提液
            (检查糖、多糖、苷、酚、鞣质、有机酸、皂苷)
```

2. 乙醇提取液制备

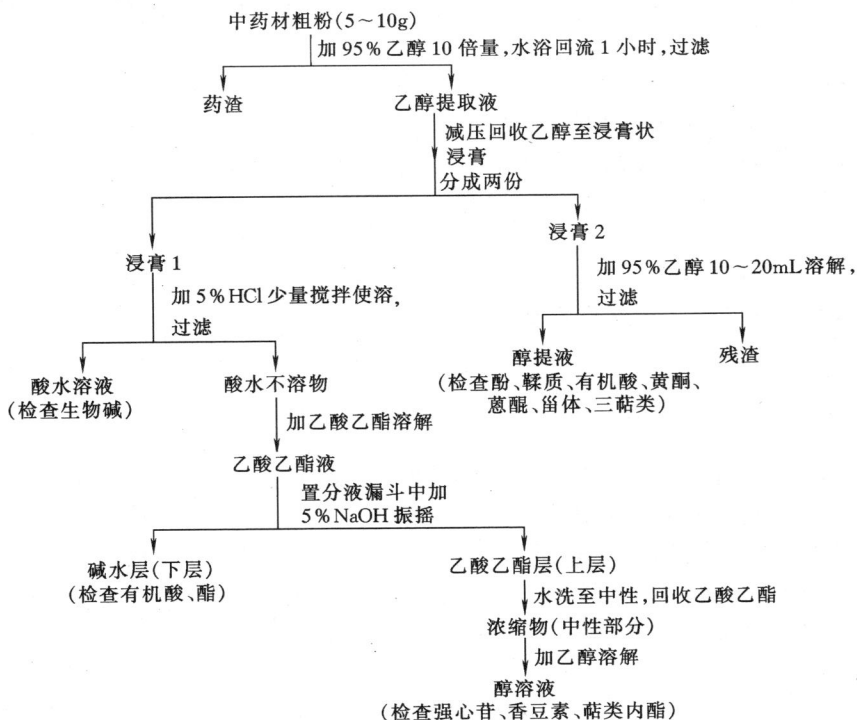

```
                    中药材粗粉(5～10g)
                            │ 加 95％乙醇 10 倍量,水浴回流 1 小时,过滤
            ┌───────────────┴───────────────┐
          药渣                         乙醇提取液
                                            │ 减压回收乙醇至浸膏状
                                           浸膏
                                         分成两份
            ┌───────────────────────────────┴───────┐
          浸膏1                                    浸膏2
            │ 加 5％HCl 少量搅拌使溶,                  │ 加 95％乙醇 10～20mL 溶解,
            │ 过滤                                    │ 过滤
    ┌───────┴────────┐                       ┌───────┴────────┐
  酸水溶液         酸水不溶物                  醇提液           残渣
 (检查生物碱)         │ 加乙酸乙酯溶解       (检查酚、鞣质、有机酸、黄酮、
                     │                      蒽醌、甾体、三萜类)
                乙酸乙酯液
                     │ 置分液漏斗中加
                     │ 5％NaOH 振摇
        ┌────────────┴────────────┐
    碱水层(下层)              乙酸乙酯层(上层)
  (检查有机酸、酯)                 │ 水洗至中性,回收乙酸乙酯
                              浓缩物(中性部分)
                                  │ 加乙醇溶解
                               醇溶液
                        (检查强心苷、香豆素、萜类内酯)
```

3. 石油醚提取液制备

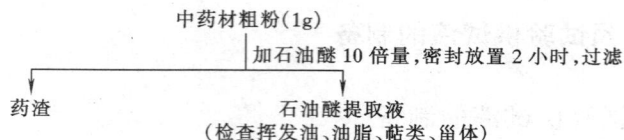

中药材粗粉(1g)

加石油醚 10 倍量,密封放置 2 小时,过滤

药渣   石油醚提取液
(检查挥发油、油脂、萜类、甾体)

(二) 单项预试验供试液的制备

一般根据被检成分的溶解性,从前述系统预试验供试液制备流程中选择相应的溶剂、方法,制成单项预试验供试液。

三、各类化学成分的检识

供试液中各类成分的检识,主要利用各成分的检识反应,在试管或滤纸上进行。有时也可以用生物或物理测定法,如皂苷的溶血试验和泡沫试验。当检识反应结果难以作出准确判断时,可配合使用色谱检识,能提高预试的准确性。

(一) 化学方法检识

此处只介绍各类成分的检识反应,具体操作见实验内容。

1. 水溶性供试液中各类成分的检识

(1) 糖、多糖和苷类:①莫立许反应(酚醛缩合反应,糖、多糖或苷类为阳性反应);②费林反应(未水解即产生阳性反应的为还原糖,水解后才能产生阳性反应的为多糖、苷类)。

(2) 氨基酸、多肽和蛋白质:①茚三酮反应(氨基酸、多肽、蛋白质为阳性反应);②双缩脲反应(多肽、蛋白质为阳性反应)。

(3) 鞣质:①明胶-氯化钠反应(鞣质为阳性反应);②咖啡碱反应(鞣质为阳性反应)。

(4) 有机酸:①pH 试纸试验(有机酸、酚类呈酸性);②溴酚蓝反应(有机酸为阳性反应)。

(5) 皂苷:①泡沫反应(皂苷为阳性反应);②溶血反应(皂苷为阳性反应)。

2. 醇溶性供试液中各类成分的检识

甲项检识

(1) 鞣质:同水溶性成分检识。

(2) 有机酸类:同水溶性成分检识。

(3) 黄酮类:①盐酸-镁粉反应(黄酮类为阳性反应);②三氯化铝反应(黄酮类为阳性反应);③氨熏反应(黄酮类为阳性反应)。

(4) 蒽醌类:①碱液反应(蒽醌为阳性反应);②醋酸镁反应(蒽醌为阳性反应)。

(5) 甾体和三萜类:①醋酐-浓硫酸反应(甾体、三萜均为阳性反应,但反应颜色不同);②氯仿-浓硫酸反应(甾体、三萜均为阳性反应)。

乙项检识

生物碱类:①碘化铋钾反应(生物碱为阳性反应);②碘-碘化钾反应(生物碱为阳性反

应）；③碘化汞钾反应（生物碱为阳性反应）；④硅钨酸反应（生物碱为阳性反应）。

丙项检识

（1）强心苷类：①间-二硝基苯反应（强心苷为阳性反应）；②碱性苦味酸反应（强心苷为阳性反应）；③冰醋酸-三氯化铁反应（能产生游离2,6-去氧糖的强心苷为阳性反应）；④咕吨氢醇反应（含2,6-去氧糖的强心苷为阳性反应）。

（2）香豆素、内酯类：①异羟肟酸铁反应（香豆素、内酯均为阳性反应）；②开环-闭环反应（香豆素、内酯均为阳性反应）；③荧光反应（香豆素为阳性反应）。

3. 醚溶性供试液中各类成分的检识

（1）甾体、三萜类：同醇溶性成分甲项检识。

（2）挥发油、油脂类：①斑点反应（挥发油油斑随溶剂挥散，脂肪油油斑不消失）；②香草醛-浓硫酸反应（挥发油、萜类、甾醇均为阳性反应）。

4. 中药粗粉中氰苷类成分的检识

（1）苦味酸钠反应：氰苷类为阳性反应。

（2）普鲁士蓝反应：氰苷类为阳性反应。

四、色谱法在中药化学成分预试验中的应用

各类化学成分的检识主要是在试管或滤纸片上进行，由于供试液中往往有几种成分存在，可能出现干扰反应而使结果难以准确判断，如配合使用色谱法，将能提高预试验的准确性，利于作出正确结论。

预试验中常用的色谱方法有薄层色谱和纸色谱。取系统预试验供试液，适当浓缩蒸干后以95％乙醇溶解再按色谱常规点样；或称取20目中药粗粉5g，加95％乙醇50mL，水浴回流10分钟，将滤液浓缩至半，供色谱点样。

（一）薄层色谱预试验

薄层色谱法预试验的优点是减少了杂质和各种成分之间的相互干扰，采用遮盖法显色，在一块薄层板上喷几种显色剂，检出多种成分，此法简便、迅速、灵敏。具体操作如下：

取一定规格的薄层板（10cm×10cm，20cm×20cm），在距薄层底边1.5～2cm处，以直尺用铅笔划一条起始线，并在起始线垂直方向将色谱板均分成若干等份，铅笔划线编号，在起始线上点样若干斑点（图12-1），按常法置展开槽中展开，喷显色剂时采用遮盖法，对不同编号的部分逐一显色。

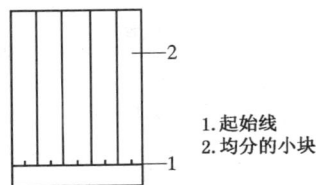

1. 起始线
2. 均分的小块

图12-1　薄层色谱

（二）径向纸色谱预试验

径向纸色谱预试验的优点也是减少了杂质及其他成分的干扰，一张圆形滤纸划分成若干扇面，喷几种显色剂，一次可检出多种成分，快速简便。具体操作如下：

取直径 8~12cm 的圆形色谱滤纸一张，用铅笔于中心划一直径为 1cm 的圆圈，再于圆圈正中打一 0.5cm 直径的圆孔，并用铅笔将滤纸均分成若干小扇面，并编号。在滤纸圆心的铅笔线上点样，使每个小扇面上有一个斑点（图 12-2），晾干。再于中心圆孔处插一滤纸芯，将滤纸（纸芯朝下）平放在加入展开剂的平皿中（平皿直径小于滤纸直径），上面再加盖同样大小的平皿作为色谱槽盖，当纸芯与展开剂接触后，展开剂借助纸芯的毛细管作用开始上行，并由中心向周围扩散，进行径向展开。当径向展开至滤纸边缘时，即可取出滤纸并摘去纸芯，挥去溶剂显色。喷显色剂有二法：一是将圆形滤纸编号后按划线剪成扇面显色；二是采用遮盖法对不同的扇面逐一显色。

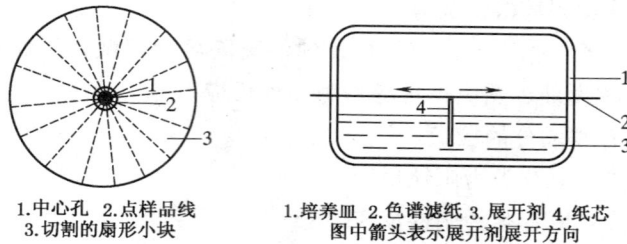

1.中心孔 2.点样品线
3.切割的扇形小块

1.培养皿 2.色谱滤纸 3.展开剂 4.纸芯
图中箭头表示展开剂展开方向

图 12-2　径向纸色谱

各类成分预试验的色谱条件参考表 12-1

表 12-1　　　　　　　　　　　　各类成分的预试验条件

化合物	色谱种类	展开条件	显色剂	结果
生物碱	氧化铝薄层	氯仿-甲醇（9：1），氨熏	改良碘化铋钾	橙红色斑点
糖、多糖	纸色谱	乙酸乙酯-吡啶-水（2：1：2），BAW 系统	氨性硝酸银试剂，加热 110℃	棕黑色斑点
酚、鞣质	硅胶薄层	氯仿-丙酮（9：1）	三氯化铁试剂，三氯化铁-铁氰化钾试剂（1：1）	蓝、绿、黑等各色斑点
黄酮	纸色谱	15%醋酸水，BAW 系统	1%三氯化铝乙醇液	多为黄色或黄绿色荧光斑点
蒽醌	硅胶薄层	苯-乙酸乙酯(3：17)，石油醚-丙酮-水(5：3：1)	稀苛性碱溶液	红色斑点
香豆素、萜类内酯	硅胶薄层	BAW 系统	重氮化试剂或观察荧光	红、紫色斑点，蓝、绿色等荧光斑点
强心苷	纸色谱（甲酰胺为固定相）	苯-氯仿-甲酰胺（6：4：饱和）	碱性 3,5-二硝基苯甲酸试剂	紫红色或紫色斑点
氨基酸	纸色谱	BAW 系统，水饱和的酚	茚三酮试剂	紫红色斑点，少数为黄色斑点
有机酸	硅胶薄层	氯仿-丙酮-甲醇-乙酸（7：2：1.5：0.5）	0.1%溴酚蓝乙醇溶液，喷后在 110℃烘烤数分钟	黄色斑点

（续表）

化合物	色谱种类	展 开 条 件	显 色 剂	结 果
甾体、三萜皂苷	硅胶薄层	氯仿-丙酮（8∶2）	20％磷钼酸乙醇溶液，5％～10％三氯化锑氯仿溶液	蓝色至蓝紫色斑点，红色至棕红或绿色斑点
挥发油	硅胶薄层	石油醚（或苯），石油醚-乙酸乙酯（85∶15）	新配1％香草醛-浓硫酸溶液	各种颜色斑点

备注：BAW系统为正丁醇-冰醋酸-水（4∶1∶5）上层溶液

【思考与练习】

1. 研究中药有效成分的途径有哪些？

2. 文献资料查阅对研究中药有效成分有何意义？有关的文献资料有哪些？

3. 研究中药化学成分时，要确定某一化学成分的结构，除了一般物理、化学性质外，还可采用哪些先进手段进行鉴定？

4. 何谓中药化学成分预试验？它分为哪几种？

5. 何谓系统预试验？何谓单项预试验？它们各自适用检出的范围如何？

6. 为了提高预试验检出结果的准确性，操作中应注意哪些问题？

7. 预试验中供试液的制备有哪些方法？各种方法能检出哪些成分？

8. 写出各类成分的检出反应。

9. 薄层色谱及径向纸色谱预试验有什么优点？它们在展开、显色时各有什么特点？

* 第十三章　中药化学成分与中药制剂

中药在临床上治疗疾病，往往须先制成各种制剂，如传统的丸、散、膏、丹、酒、露、汤等和近代的新剂型如片剂、冲剂、注射剂、喷雾剂等。无论何种剂型，均需首先有效、安全和稳定，贮存和应用均方便。中药的有效性是由于中药本身含有一种或数种能够治疗疾病的有效成分，因此，合理的制剂制备工艺，应能保证中药有效成分最大限度地存在于制剂中，并使这些有效成分在贮藏过程中稳定不变。

第一节　中药化学成分与中药制剂的关系

制备中药制剂，通常有两种情况，一种是有效成分已知，可以根据有效成分的理化性质，应用合适的提取方法，得到有效成分后，再制成制剂。另一种是有效成分未知或知道不多，主要采用传统的方法，以保证用药的有效。

在传统方法中，某些剂型如散剂、片剂及一些丸剂等是用原药材粉末直接制备的，但更多的中药剂型是经初步提取后再制备的，如水煎煮法制备汤剂；水煎-浓缩法制备合剂、浸膏剂等；水提-醇沉法、石-硫法制备注射剂等；酒浸渍法制备酒剂、酊剂等。

中药中的化学成分很复杂，有些是有效成分；有些虽然是无效成分，但对有效成分具有助溶和促进吸收作用；还有一些是无效成分或有毒副作用的成分。制备任何一种制剂的原则是：保留有效成分；适当保留虽然不具生理活性但在制剂中能起辅助作用的成分；尽可能除去无效成分和有毒成分。因此，研究各种制剂的制备工艺与中药化学成分的关系，从而能不断地改进工艺方法，使中药制剂能最大限度地发挥疗效，减小毒副作用，就显得十分重要。以下就中药化学成分在中药制剂生产过程中，可能发生的变化作一初步介绍。

一、中药化学成分在药材煎煮过程中的变化

中药制剂的传统制备方法中，大多要经过药材煎煮的过程，在这一过程中，化学成分的变化主要有以下几个方面：

（一）溶出

在煎煮过程中，药材中的水溶性成分，如生物碱盐、多数苷类、有机酸盐等均可溶于水，而且由于共存成分的增溶、助溶作用，也由于加热的原因，某些难溶或不溶于水的成分，也可部分溶于水中。如芦丁在冷、热水中的溶解度分别为 1：8000 和 1：200；苍术中的菊糖能帮助芦丁、槲皮素等在水中溶出；而某些难溶或不溶于水的成分，会因共存物淀

粉、粘液质等的存在，而增大它们在煎煮液中的溶解度。以上例子说明，中药的汤剂（或煎剂）中既包含有水溶性成分，也包含有难溶或不溶于水的成分，但难溶或不溶于水的成分在汤剂中的含量，常是不定的，这与药材的质量、煎煮的时间、煎煮的次数、加水量的多少、温度的高低、所用的煎具以及中药中所含各类化学成分的性质和含量的高低等因素有关。但无论怎样，难溶于水的成分与可溶于水的成分，在汤剂中总是存在一定的动态平衡，而在此平衡体系中几乎包括了中药中的各类成分。

（二）吸附

中药在水煎煮过程中，一些已溶出的成分可能被药渣再吸附，从而降低这些成分在煎煮液中的溶存率。如麻黄汤是由麻黄、桂枝、杏仁、甘草所组成，其煎煮液中麻黄碱的溶存率只有66％，这是由于药材甘草、桂枝、杏仁对麻黄碱产生了吸附作用。

（三）挥散

含有挥发油或其它挥发性成分的中药，在水煎煮（或浓缩）过程中，常发生挥散，使药效损失，对于这类成分应采用"后下"的方法，以缩短煎煮时间。

（四）沉淀

中药制剂多为复方，当群药共煎煮时，某些溶出的成分可能相互作用而产生沉淀。如含鞣质的中药与含苷类的中药共煎煮，含有机酸、苷类、鞣质的中药与含生物碱的中药共煎煮时，成分之间常相互作用生成大分子物质而沉淀。如大黄黄连泻心汤中，大黄所含的鞣质可与黄连所含的小檗碱反应生成鞣酸小檗碱的沉淀。由于这些沉淀大多是细小的粒子，可以悬浮于汤液中，通过口服，在胃肠道中分解，仍然能发挥各成分的效用；但如果制成经过滤处理的剂型（如注射剂）时，因沉淀被过滤除去，则往往失去临床疗效。

（五）水解

中药中某些性质较不稳定的成分如酯类、苷类等在煎煮过程中（尤其有酸性或碱性成分共存时）容易发生水解反应。如乌头、附子中的二萜内酯类生物碱──乌头碱在加水煎煮过程中，酯键被水解，生成乌头原碱。

此外，药材在煎煮过程中，还可能发生氧化、聚合或缩合及变性等变化。

二、中药化学成分在汤液浓缩过程中的变化

中药水煎煮液进一步浓缩，首先由于水分不断减少，使一部分已溶解的难溶或不溶性成分又沉淀出来，而未沉淀部分又建立起一种新的平衡。其次，由于在浓缩过程中温度不断升高、浓度不断增大，使发生的化学变化更加剧烈。

三、中药化学成分在水提-醇沉过程中的变化

中药制剂水提-醇沉的工艺过程为：中药水煎煮 ──→ 适当浓缩 ──→ 加入一定量的乙醇 ──→

沉淀过滤——→回收乙醇——→水溶液制成制剂。

水煎煮液浓缩后加入乙醇，可使一些具有助溶或增溶作用的水溶性高分子化合物（主要为蛋白质和多糖类）因溶解度降低或变性而沉淀析出。过滤除去沉淀，滤液经回收乙醇后，又变成水溶液时，一部分亲脂性成分可能被沉淀析出。而且处理时乙醇的浓度越高，处理次数越多，则保留于最后水溶液中的亲脂性成分越少。所以，水提-醇沉法主要适用于有效成分既溶于水又溶于醇（如生物碱盐类、苷类、氨基酸、有机酸等）的中药制剂的制备。

综上所述，可以得知，中药制剂的生产工艺对中药化学成分的影响是多方面的，因此探索合理的生产工艺、提高中药制剂的质量是药学工作者的一项重要任务。

第二节 中药化学成分与中药制剂稳定性的关系

中药制剂的质量稳定是指一种中药制剂从制备开始，经过运输、贮存直至临床应用的一系列过程中，其质量稳定不变。但由于中药中的化学成分常发生某些变化，使制剂出现生霉、变质、变色、浑浊、沉淀等，影响了中药制剂的稳定性。

一、氧化作用的影响

结构中具有还原性基团如醛基、酚羟基、共轭双键、低氧化数的氮和硫等的化合物，在一定条件（如空气、光线、重金属离子、合适的温度和 pH 值等）下，容易发生氧化，可使注射剂或其它液体制剂颜色变深或产生混浊和沉淀，且往往失去疗效。

二、水解作用的影响

容易发生水解反应的化学成分主要有酯类和苷类化合物，前者如东莨菪碱、利血平等在偏碱性的溶液中易发生水解反应；后者在酸性或长时间放置时易发生水解，使效价降低。

三、聚合或缩合作用的影响

中药制剂中通常被认为是杂质的鞣质、树脂等易发生此类反应，从而使溶液产生浑浊或沉淀，因此要尽可能除去这些杂质；而如果是有效成分发生这类反应，则要首先摸清反应的规律性，通过控制反应的条件或改变其原有结构来防止此类反应的发生。

除上述几类化学成分的变化外，还有变旋作用、杂质和有效成分的溶解度变化等。此外，由于中药制剂常含有单糖、多糖、蛋白质、氨基酸等营养物质，有利于微生物生长，使制剂易发生霉变。因此，我们必须研究防止中药制剂不稳定的方法，以提高中药制剂的稳定性，保证中药制剂的质量。

第三节 中药化学在控制中药制剂质量方面的应用

中药制剂的质量控制标准是保证中药制剂有效性和安全性最重要的内容。中药制剂质量控制标准一般包括有性状、鉴别、检查和含量测定四个项目。

（一）性状

指制剂的形状、颜色、气味等外观要求。

（二）鉴别

指制剂的定性鉴别，以确认制剂的真伪性。鉴别的方法主要有理化鉴别和显微鉴别。理化鉴别通常是薄层色谱和化学反应。在中药制剂及其原料药的薄层色谱鉴别时，只要有特征斑点，结果可靠，重现性好，即可作为确认依据。同时，必须有对照品，可以是标准品对照或阴阳对照。

含有药材原粉末的制剂可采用显微粉末鉴别，但要注意经过加工的某些制剂如丸剂、片剂中的药材粉末，可能与原药材粉末的特征不同，尤其是其中的淀粉粒和草酸钙晶体等。

（三）检查

检查是控制中药制剂的纯度、有害物质及生产工艺中存在的问题，可确保制剂的安全性。

除《药典》对各类剂型规定的检查项目（例如片剂、丸剂的崩解时限，注射剂的澄明度等）外，对不同制剂有时还应根据生产过程中可能生成的杂质，药料、试剂、溶剂或其它辅料中可能含有的有害物质，设备本身可能引入的杂质，贮存过程中可能产生的杂质，以及对该制剂质量控制制订的一些检查项目，如 pH 值、重金属等进行检查。

（四）含量测定

中药制剂的含量测定是质控指标最重要的内容之一。在进行含量测定时首先要进行组方分析，对君药、臣药应予以高度重视，力求找到合理的检测方法。其次对有毒、剧毒中药进行有毒成分的限度检查，以达到用药安全可靠。第三要注意贵重药材的检测，防止掺伪、不投料或少投料，以确保制剂的疗效。

含量测定的一般方法是化学法，但当化学法获得的结果不能真正代表其治疗效果时，则采用生物测定法，例如制剂中强心苷的测定等。

必须注意，对有效成分未知或知之不多的制剂，只能暂时制定一些相对的参考标准。

【思考与练习】
1. 中药的有效成分大多为脂溶性成分，试解释为什么传统的汤剂却一直沿用到现在？
2. 中药水煎煮液浓缩时，原来的平衡体系发生了什么变化？
3. 中药制剂含量测定的对象是什么？
4. 中药制剂质量标准包括几个方面？其意义各是什么？

实　验

中药化学实验须知

　　中药化学实验的特点是实验周期长，所用试剂和溶剂品种多、用量大。所用试剂大多为有机溶剂，其具有易燃、易爆、有毒、腐蚀性、刺激性和爆炸性等特点。有些实验还需要加热或减压等操作，实验操作者经常接触各种电器和热源，如果操作不慎，易引起中毒、触电、烧伤、火灾、爆炸等事故。所以要求每位操作者，必须加强爱护国家财产和保护人民生命安全的责任心，严格遵守操作规程，树立严密的科学实验态度，提高警惕，消除隐患，预防事故的发生。

　　1. 实验前必须充分预习实验内容，明确实验原理、操作步骤及注意事项。认真听指导老师讲解实验内容，在完全明白实验原理、实验内容和操作方法的基础上，方可开始实验。

　　2. 实验开始前应检查仪器是否完整无损，装置是否正确，经老师检查合格后方可开始实验。

　　3. 实验时要保持室内清洁、整齐、安静。实验台上不应放置与本次实验无关的仪器和材料，对所用的仪器、实验药品和试剂均应保持清洁和陈列整齐。

　　4. 实验过程中精神要集中，应密切观察实验进程是否正常，仪器是否漏气、破裂等。并随时记录每一步实验，记录的内容包括实验时间、实验材料、实验条件、实验过程发生的现象及各种数据和结果。

　　5. 易燃性溶剂必须随时密封容器，倒取和存放时必须远离火源。不得随意将易燃性、易爆性的有机溶剂及药品倒入水槽或污物缸内。不得在烘箱或烤箱内放带有易燃性有机溶剂的仪器和物品。凡属公用试剂、药品、器材，使用完毕后应立即放回原处，不得乱丢乱放，以免影响他人使用。所用试剂、药品的盖及所用滴管不得交换，以免造成交叉污染，浪费或影响实验。

　　6. 使用精密仪器及电气设备时，应先了解其原理及操作规程，检查好电路，严格按操作规程进行操作。电线及仪器不应放在潮湿处，不要用湿手接触电器。所用电器如有漏电现象必须立即关闭，严禁继续使用。电器用完后，应立即清理，关闭电源。

　　7. 用易燃性有机溶剂进行回流或蒸馏时，应检查仪器装置是否漏气，冷凝水是否畅通。应根据沸点的不同选用水浴、油浴或沙浴，不得直火加热。蒸馏前应加入数粒沸石，以防爆沸，导致实验失败或烫伤。

　　8. 实验室常用的氯仿、苯、甲苯、甲醇、氰化物、汞盐、铅盐等化合物有毒或有剧毒。

使用时不要洒在容器外,不要接触皮肤或口腔。最好在毒气橱中进行操作。产生毒气的操作必须在毒气橱中进行。

9. 实验结束应由值日生作好实验室的卫生,将水、电、门窗关好,方可离开实验室。

10. 实验时一旦不慎起火,应沉着冷静,要立即切断电源及火源,搬走易燃易爆物品,并使用实验室内备用的灭火器材迅速扑灭。

11. 急救常识

(1)外伤:及时取出伤口内的物品,用蒸馏水冲洗后涂上药水,用消毒纱布包扎好。大伤口则先按紧主血管并送医院治疗。

(2)烫伤:轻伤可在伤口涂上京万红等治疗烫伤的药,重伤则及时送医院治疗。

(3)试剂灼伤

① 酸灼伤:立即用大量水冲洗,然后用3‰碳酸氢钠溶液蘸洗。

② 碱灼伤:立即用大量水冲洗,然后用1%醋酸溶液蘸洗。

实验一　防己中粉防己碱与防己诺林碱的提取、分离与检识

【目的要求】

1. 熟练掌握生物碱的溶剂提取法。

2. 掌握粉防己碱与防己诺林碱的分离方法。

3. 掌握生物碱的一般理化性质与检识方法。

4. 掌握索氏提取器的操作方法。

【实验原理】

防己又名汉防己、粉防己、为防己科千金藤属植物粉防己 *Stephania tetrandra* S. Moore 的干燥根。临床上用于治疗神经痛、关节炎、肿痛等症。其有效成分为生物碱。已分离出六种,主要成分为粉防己碱(汉防己甲素)、防己诺林碱(汉防己乙素)、轮环藤酚碱。《药典》规定其含粉防己碱不得少于 0.7%。

1. 粉防己碱:为白色针状结晶,熔点217℃~218℃(乙醚)。易溶于甲醇、乙醇、丙酮、氯仿和苯,溶于稀酸水溶液,不溶于水。

2. 防己诺林碱:六面体粒状结晶(丙酮),熔点 237℃~238℃;细棒状体,熔点 177℃~179℃(甲醇);熔点 241℃~242℃(乙醇)。溶解性与粉防己碱相似,极性比粉防己碱稍大,因此在冷苯中的溶解度小于粉防己碱,可利用此性质进行分离。

3. 轮环藤酚碱:属季铵类生物碱,易溶于水。

本实验是根据粉防己碱和防己诺林碱可溶于一般有机溶剂的性质,用乙醇为溶剂进行加热回流提取总生物碱。再利用粉防己碱和防己诺林碱在冷苯中溶解度的不同,使之相互分离。

【实验内容】

（一）总生物碱的提取

1. 乙醇回流提取法：称取粉防己粗粉 100g，置于 500mL 圆底烧瓶中，加 85% 乙醇 300mL，安装好回流装置，在水浴上回流 1～2 小时，滤出乙醇提取液。药渣再加乙醇 200mL，加热回流提取 2 次，每次 1 小时，合并 3 次提取液。如有絮状物析出，再过滤一次。滤液置于 500mL 蒸馏烧瓶中，加入几粒沸石，水浴上回收乙醇至无醇味。浓缩液用 1% HCl 少量多次转移到 250mL 烧杯中，继续滴加盐酸（大约共 100mL），搅拌，使生物碱充分溶解，不溶物则成树脂状析出。静置，过滤，滤渣用 1% HCl 少量分次洗涤，每次约 10mL，直至洗涤液对生物碱沉淀试剂反应微弱时止。合并滤液和洗液，静置片刻，过滤一次，将所得滤液移置于 500mL 分液漏斗中，先加 1/2 体积（指上述滤液的体积）的氯仿，再滴加浓氨水调节 pH9～10，此时生物碱以游离状态溶解于氯仿。振摇分液漏斗作两相溶剂萃取，振摇后将分液漏斗静置，待两相溶剂明显分层后，将下层的氯仿液放入具塞的锥形瓶中。上层的碱水液再以新鲜氯仿萃取数次，每次用 1/3 体积的氯仿，直至氯仿层对生物碱反应微弱时为止。合并氯仿液，置于分液漏斗中，先以 1% NaOH 溶液振摇洗涤 2 次，再用蒸馏水振摇洗涤 2～3 次，分出氯仿液，加入 10～20g 无水硫酸钠，密塞容器，振摇 1 分钟，静置 10 分钟，脱去氯仿溶液中的水分。过滤到干燥的蒸馏烧瓶中，加几粒沸石，水浴上蒸馏回收氯仿至干，并将残留物减压抽松。取下蒸馏烧瓶，立即加入 10～15mL 丙酮，加热溶解残留物。待完全溶解后用长滴管吸取瓶内液体，转移入 25mL 小锥形瓶中，瓶内的残留物可用少量丙酮洗涤 2～3 次，洗液合并入小锥形瓶中，小心滴加蒸馏水至微浊，稍微加热使溶解澄清。放冷后置冰箱中过夜析晶。置空气中干燥，得防己总生物碱。

2. 硫酸水溶液浸泡提取法：称取粉防己粗粉 100g，置于 500mL 烧杯中，用 0.5% 硫酸水溶液 800mL 渗漉提取（也可用浸渍方法提取）。渗漉液过滤，滤液用石灰乳调 pH9～10，有大量灰黄色沉淀生成，静置过夜后过滤，残渣在 60℃ 以下干燥，研碎即得防己砂。

取干燥防己砂装入滤纸筒中（筒底预先放入一层脱脂棉），置于索氏提取器中（滤纸筒的高度不能超过虹吸管的顶部），用 100～150mL 氯仿连续回流提取，至提取液无生物碱反应为止。将提取液置于蒸馏烧瓶中，水浴上常压回收氯仿至糖浆状，减压抽松，加丙酮 10～15mL 加热溶解，移置 25mL 的小锥形瓶中，小心滴加蒸馏水至微浊，放冷后置冰箱中过夜析晶，置空气中干燥，得防己总生物碱。

（二）总生物碱的分离

上述 25mL 锥形瓶中加入结晶量 5～6 倍的苯冷浸，浸渍过程中时时振摇，浸渍 1 小时后过滤，并用少量苯洗涤不溶解部分，合并苯液，在毒气橱中，回收苯，残渣用丙酮重结晶，冰箱中放置过夜析晶，得细棒状结晶——粉防己碱。

苯不溶物在毒气橱中干燥后，用丙酮重结晶，得淡黄色六面体粒状结晶——防己诺林碱。

（三）防己生物碱的检识

1. 与生物碱沉淀试剂的反应：分别取粉防己碱和防己诺林碱少许，各分别置于 3 支小试管中，每一试管中加 1% 盐酸 1mL，振摇溶解，分别加下列试剂 1～2 滴，观察并记录各管产生的沉淀颜色及现象。

① 碘化铋钾试剂。

② 碘化汞钾试剂。

③ 碘-碘化钾试剂。

2. 色谱检识

吸附剂　中性氧化铝软板。

样　品　自制粉防己碱无水乙醇溶液。
　　　　自制防己诺林碱无水乙醇溶液。

对照品　粉防己碱标准品无水乙醇溶液。
　　　　防己诺林碱标准品无水乙醇溶液。

展开剂　氯仿-乙醇（10∶1 或 10∶0.7）氨气饱和。
　　　　甲苯-丙酮-甲醇（4∶5∶1）氨气饱和。
　　　　氯仿-丙酮-甲醇（4∶5∶1）氨气饱和。
　　　　95% 乙醇。

显色剂　改良碘化铋钾试剂。

【实验说明及注意事项】

1. 乙醇提取液进行浓缩时，应浓缩到浓缩液呈稀浸膏状即可，不宜过干，否则加入 1% 盐酸水溶液后，易结成胶状团块，影响提取效果。

2. 作两相溶剂萃取操作时，注意不要猛力振摇，以免产生乳化现象，影响分层，应将分液漏斗轻轻旋转摇动，并适当延长振摇时间和静置时间。如果发生严重的乳化现象难以分层时，加氯化钠或抽滤破坏乳化。

3. 在进行两相溶剂萃取时，应力求萃取完全，提尽生物碱，防止生物碱丢失过多而影响收得率。

4. 检查生物碱是否萃取完全的方法，通常采用纸上斑点实验方法，即取最后一次氯仿萃取液 1～2 滴，滴在滤纸上，待氯仿挥尽之后，喷洒改良碘化铋钾试剂，观察有无橘红色斑点出现，若无橘红色斑点，表明已萃取完全。或将最后一次有机溶剂萃取液数滴滴入试管，在水浴上蒸去溶剂，残留物用 5% 盐酸 0.5mL 溶解，加碘化铋钾试剂 1～2 滴，观察有无沉淀或浑浊现象，若无沉淀或明显浑浊现象，则表明生物碱已萃取完全。

【思考与练习】

1. 粉防己碱、防己诺林碱的结构及碱性大小。

2. 粉防己碱与防己诺林碱的分离原理及方法。

3. 索氏提取器的操作方法。

*实验二 盐酸小檗碱的提取、精制及检识

【目的要求】

1. 掌握小檗碱的特殊理化性质及提取精制方法。
2. 熟悉盐酸小檗碱的检识方法。
3. 能运用渗漉法、盐析法、结晶法从三颗针中提取、精制盐酸小檗碱。

【实验原理】

三颗针是小檗科小檗属多种植物的根,约含生物碱2%。其中主要含有小檗碱、小檗胺、药根碱和掌叶防己碱等。

1. 小檗碱（黄连素）：季铵类生物碱。游离的小檗碱为黄色针状结晶,熔点为145℃。小檗碱能溶于冷水（1:20）和冷乙醇（1:100）,易溶于热水和热乙醇,难溶于丙酮、氯仿、苯,几乎不溶于石油醚。其硫酸盐、醋酸盐可溶于水,盐酸盐不溶于冷水,可溶于热水。

2. 小檗胺：叔胺类生物碱。极难溶于水,可溶于乙醇、乙醚、氯仿、石油醚。其盐酸盐的溶解度大于小檗碱的盐酸盐。

本实验是根据硫酸小檗碱在水中的溶解度大,而盐酸小檗碱在水中的溶解度小的性质,用硫酸水溶液浸泡或渗漉从植物原料中提取小檗碱,然后在进行盐析的同时,使小檗碱的硫酸盐转化为盐酸盐,小檗碱的盐酸盐在水中的溶解度低而沉淀析出。

【实验内容】

（一）小檗碱的提取

称取三颗针粗粉100g,置于1000mL烧杯中,加8倍量的0.3%硫酸水溶液浸泡24小时（也可用渗漉法）,用脱脂棉过滤。滤液加石灰乳调pH10~12,静置30分钟,用脱脂棉过滤,滤液加浓盐酸调pH2~3,再加入精制食盐,使滤液中的含盐量达7%~8%,搅拌使食盐完全溶解,并继续搅拌到溶液出现微浊现象为止,放置过夜,得盐酸小檗碱黄色沉淀。抽滤得盐酸小檗碱粗品。

（二）盐酸小檗碱的精制

将盐酸小檗碱（未干燥）置于烧杯中,加20倍量的沸水,加热搅拌至溶解,并继续加热数分钟,趁热抽滤。滤液放置过夜,抽滤,用少量水洗数次,抽干,干燥后可得精制盐酸小檗碱。

（三）盐酸小檗碱的检识

1. 浓硝酸或漂白粉试验：取盐酸小檗碱少许,加硫酸溶解,分置于两支试管中。一支试管中滴加浓硝酸2滴,即显樱红色。另一支试管中加少量漂白粉,也立即显樱红色。

2. 丙酮试验：取盐酸小檗碱约 50mg，加 5mL 蒸馏水加热溶解。溶解后加氢氧化钠试剂 2 滴，显橙色。溶液放冷，过滤，取澄清滤液，加 4 滴丙酮，即发生浑浊。放置后析出黄色丙酮小檗碱沉淀。

3. 纸色谱检识

支持剂　新华色谱滤纸（中速，20cm×7cm）。

供试品　实验所得的精制盐酸小檗碱乙醇溶液。

对照品　盐酸小檗碱标准品乙醇溶液。

展开剂　正丁醇-冰醋酸-水（4∶1∶1 或 7∶1∶2）。

显色剂　紫外灯下观察荧光或自然光下观察黄色斑点。

【实验说明及注意事项】

1. 提取时所用硫酸溶液的浓度不宜过高，一般应控制在 0.2%～0.3%。若硫酸水溶液的浓度过高，小檗碱可成为硫酸氢小檗碱，其溶解度（1∶100）明显比硫酸小檗碱（1∶30）小，而影响提取效果。提取效果的好坏与浸泡时间有关。一般应浸泡多次，使小檗碱提取完全。

2. 加精制食盐的目的是利用盐析方法降低小檗碱在水中的溶解度。因同离子效应有利于盐酸小檗碱析出，但食盐的用量不可过多，其浓度不能超过 10%。否则溶液的相对密度增大，造成细小的盐酸小檗碱结晶呈悬浮状态难以下沉。盐析用的食盐应是市售的精制细盐，尽量不用大颗粒的粗盐，因粗盐中含泥沙等杂质，使产品质量差并影响提取。

3. 在精制盐酸小檗碱过程中，因盐酸小檗碱放冷易析出结晶，所以加热煮沸后，应迅速抽滤或保温过滤，防止溶液在过滤过程中冷却，析出盐酸小檗碱结晶，使过滤困难并造成提取率降低。

【思考与练习】

1. 小檗碱、小檗胺的结构式及结构类型。

2. 小檗碱的检识方法。

3. 小檗碱的提取及精制方法。

实验三　槐米中芸香苷的提取、精制与检识

【目的要求】

1. 通过对槐米中芸香苷的提取、精制，掌握碱溶酸沉、重结晶法的原理、方法。

2. 掌握芸香苷的结构、性质，并能用化学方法检识之。

【实验原理】

槐米为豆科植物槐 *Sophora japonica* L. 的干燥花蕾。其主要有效成分芸香苷为黄酮类化合物，结构见前。芸香苷可溶于热水（1∶200），难溶于冷水（1∶8000）；溶于沸甲醇（1∶7）、冷甲醇（1∶100）、沸乙醇（1∶60）、冷乙醇（1∶650）；微溶于乙酸乙酯、丙酮；不溶于苯、氯仿、乙醚及石油醚等溶剂。

本实验主要利用芸香苷分子中有酚羟基，显弱酸性，在碱水中成盐而增大溶解度，以碱

水（石灰水）为溶剂煮沸提取，碱水提取液加酸酸化后又可析出芸香苷的结晶；并利用芸香苷在冷热水中溶解度相差悬殊的特性进行精制。

【实验内容】

1. 芸香苷的提取：称取槐米 20g（研碎），加 10 倍量 0.4％硼砂沸水，在搅拌下加石灰水饱和上清液调 pH8～9，加热微沸 30 分钟，随时补充失去的水分并保持 pH8～9，用四层纱布粗滤，药渣加 8 倍量硼砂水，重复再提一次，合并两次滤液，以浓盐酸调 pH2～3，低温放置，待结晶全部析出，减压过滤，水洗至中性，抽干，室温下晾干，得粗制芸香苷。称重，计算提取得率。

2. 芸香苷的精制：称取芸香苷 2g，加热蒸馏水 400mL，煮沸至芸香苷全部溶解，趁热抽滤。滤液放置过夜，析晶，抽滤，得精制芸香苷。

3. 芸香苷的检识

（1）成盐反应：取芸香苷 10mg 置试管中，加水 2mL 振摇，观察试管中有无变化。滴加 1％氢氧化钠溶液数滴，振摇，芸香苷溶解成为黄色澄明溶液。再滴加 1％盐酸溶液数滴使呈酸性，则溶液由澄明转为浑浊。

（2）盐酸-镁粉反应：取芸香苷少许置试管中，加 50％乙醇 2mL，在水浴中加热溶解，加金属镁粉少许，浓盐酸 2～3 滴，即产生剧烈的反应。溶液逐渐由黄色变为樱红色到深红色。

（3）三氯化铝试验：取芸香苷少许置试管中，加乙醇 1～2mL，在水浴中加热溶解，加 1％三氯化铝乙醇试剂 2～3 滴，显鲜黄色并呈黄绿色荧光。

【实验说明及注意事项】

1. 槐米不可粉碎过细，压碎即可。槐米中含有大量的粘液质，加石灰水一方面增加芸香苷在水中的溶解度，另一方面使粘液质与钙结合，利于过滤和分离。

2. 提取过程中加入硼砂的目的是因其有碱性缓冲作用，可以保护芸香苷分子中的邻二酚羟基不被氧化而且不与石灰中的钙离子结合，使芸香苷的溶解度增大。

3. 浓盐酸调 pH2～3，不宜过低，否则芸香苷形成镁盐溶于水，降低收率。

【思考与练习】

1. 槐米中的主要有效成分是什么？属于何种类型成分？写出其结构式。

2. 根据芸香苷的性质，还可以采用什么溶剂进行提取？请设计从槐米中提取芸香苷的另一方法，并说明原理。

3. 在本实验的提取过程中应注意哪些因素？

4. 用哪些方法可以检识芸香苷？

＊实验四　黄芩中黄芩苷的提取、精制及检识

【目的要求】

1. 通过黄芩中黄芩苷的提取、精制，掌握水提取法、碱溶酸沉法的原理及方法。

2. 掌握黄芩苷的结构、性质，并能用化学方法检识之。

【实验原理】

黄芩为唇形科植物黄芩 *Scutellaria baicalensis* Georgi 的根。其主要有效成分黄芩苷为黄酮类化合物，结构见前。黄芩苷几乎不溶于水，难溶于甲醇、乙醇、丙酮，可溶于乙酸乙酯，易溶于二甲基甲酰胺、吡啶等碱性溶液。

本实验主要利用黄芩苷在植物体内以镁盐形式存在，溶于沸水，并在酸性条件下（pH 1～2）转变成黄芩苷，水溶性降低析出，从而与共存的水溶性杂质分离；利用黄芩苷的钠盐在 pH 6.5～7 时可溶于 50％乙醇，使之与不溶于 50％乙醇的杂质分离，当 pH 再调到 1～2 时，则黄芩苷在 50％乙醇中溶解度降低而析出，得到精制。

【实验内容】

1. 黄芩苷的提取：称取黄芩粗粉 100g，加 8 倍量沸水，并加热煮沸 30 分钟，随时补充失去的水分，脱脂棉过滤。药渣再加 6 倍量水煮沸 30 分钟，过滤。合并两次滤液，加浓盐酸调 pH 1～2，水浴保温 80℃ 30 分钟，放置 24 小时，析出黄色沉淀。虹吸除去上清液，再滤去沉淀中的水分。将沉淀移入 500mL 烧杯中，加水 100mL，充分搅拌使成为均匀的混悬液，滴加 40％氢氧化钠溶液调 pH 6.5～7，使黄芩苷全部溶解，加入等体积 95％乙醇，搅匀后于 50℃（水浴保温）迅速抽滤，滤液加热至 50℃，以浓盐酸调 pH 1～2，放置（约 4 小时）使析出沉淀。倾去上清液，沉淀物抽滤，沉淀用蒸馏水抽洗 2～3 次，抽干，60℃以下干燥，得粗制黄芩苷。

2. 黄芩苷的精制：称取黄芩苷粗品研细，加 10 倍量水搅拌均匀，以 40％氢氧化钠溶液调 pH 6.5～7，使黄芩苷全部溶解，加活性炭适量拌匀，加热至 80℃ 30 分钟（水浴），抽滤除去活性炭渣，滤液用浓盐酸调 pH 1～2，加入等体积 95％乙醇，50℃保温 30 分钟（水浴），至有沉淀析出时取出，放置过夜，抽滤，沉淀用少量乙醇抽洗，抽干，60℃以下干燥，得精制黄芩苷。

3. 黄芩苷的检识

（1）盐酸-镁粉反应：取黄芩苷少许置试管中，以乙醇 1mL 水浴微温振摇溶解，加镁粉适量，滴加浓盐酸数滴，溶液产生红色。

（2）锆-柠檬酸反应：取黄芩苷少许置试管中，加水 2mL，置水浴上加热至溶解，加数滴 5％二氯氧锆溶液，振摇后，显黄色并有黄绿色荧光。再加入 2％柠檬酸试剂，加水稀释后，黄色和荧光褪去。

【实验说明及注意事项】

1. 黄芩苷提取法中，水提液酸化后所析出的沉淀，因含杂质较多，难以过滤，故采取先倾去上清液再抽滤。注意倾去上清液时不得搅动，最好采取虹吸法。

2. 在黄芩苷提取、精制过程中，溶液经过酸化析出黄芩苷沉淀时，采取 50℃ 或 80℃ 保温措施，目的是便于黄芩苷析出，凝集成大的颗粒，易沉降和过滤。

3. 以 40％氢氧化钠溶液调 pH 时，需严格控制 pH 6.5～7，若 pH 大于 7 时，则应迅速用盐酸调回 pH 6.5～7，否则在加等体积乙醇后易产生大量胶冻样沉淀物，影响产品的产量和质量。

4. 实验中加等体积 95％乙醇，使含醇量在 50％左右，以浓盐酸调 pH 1～2，此时黄芩苷溶解度小，易沉淀析出，可除去醇溶性杂质（树脂样成分）。

【思考与练习】

1. 黄芩中主要有效成分是什么？属于何种类型成分？写出其结构式。
2. 黄芩苷几乎不溶于水，为什么本实验仍然用水为溶剂提取黄芩苷？
3. 在本实验的提取过程中应注意哪些因素？
4. 用哪些方法可以检识黄芩苷？

实验五　大黄中游离蒽醌的提取、分离与检识

【目的要求】

1. 能熟练地掌握从大黄中提取、分离和检识羟基蒽醌化合物的方法。
2. 掌握用 pH 梯度萃取法分离酸性成分的方法。
3. 学习采用色谱法检识游离蒽醌类成分。

【实验原理】

大黄中含有多种游离蒽醌化合物和蒽醌苷，总含量约 2%～5%。游离蒽醌主要为大黄酸、大黄素、芦荟大黄素、大黄酚和大黄素甲醚等（性质及结构见前）。

本实验是根据大黄中的蒽醌苷经酸水解为游离蒽醌和单糖，游离蒽醌不溶于水，可溶于氯仿（或苯、乙醚）中，所以水解后连同原存的游离蒽醌成分一起，可被氯仿提出。再利用羟基蒽醌类化合物酸性强弱不同，采用 pH 梯度萃取法分离得各单一成分。其中大黄酚与大黄素甲醚的酸性十分近似，但极性不同，需用柱色谱法分离。

【实验内容】

1. 游离蒽醌的提取：取大黄饮片 50g 置于 500mL 圆底烧瓶中，加入 20% 硫酸水溶液 100mL，搅拌湿润，在水浴中加热回流 4～6 小时，放冷过滤，滤渣用水洗至近中性后，于 70℃左右干燥。取干燥后的药渣置研钵中研碎，装入滤纸筒内，置于索氏提取器中，以氯仿为溶剂（约 200mL），在水浴中回流提取 3～4 小时，得游离蒽醌氯仿提取液。

或取大黄饮片 50g，置于 500mL 圆底烧瓶中，加入 20% 硫酸水溶液 100mL，氯仿 200mL，在水浴中加热回流 4～6 小时，得游离蒽醌氯仿提取液。

2. 大黄酸的分离：将游离蒽醌氯仿提取液置于 500mL 分液漏斗中，一次性加入 pH8 的缓冲液 70mL（约为氯仿溶液的 1/3 量），振摇萃取 15 分钟，静置，充分分层后，分取缓冲液于烧杯中，用盐酸调 pH2～3，可析出沉淀，静置，过滤。沉淀用蒸馏水洗至近中性，低温干燥，用冰醋酸重结晶，得大黄酸黄色针晶。

3. 大黄素的分离：向分离大黄酸后的氯仿溶液中，一次性加入 pH9.9 缓冲液 100mL（约为氯仿溶液的 1/2 量），振摇萃取 15 分钟，静置，使充分分层，分取缓冲液于烧杯中，用盐酸调 pH2～3，析出沉淀，静置，过滤。沉淀用蒸馏水洗至近中性，低温干燥，用吡啶重结晶，得大黄素橙色结晶。

4. 芦荟大黄素的分离：向分离大黄素后的氯仿溶液中，一次性加入 5% 碳酸钠-5% 氢氧

化钠（9∶1）碱性溶液 200mL（约为氯仿溶液的 1 倍），振摇萃取 15 分钟，静置使充分分层，分取碱性溶液于烧杯中，用盐酸调 pH2～3，析出沉淀，静置。过滤，沉淀用蒸馏水洗至近中性，低温干燥，用乙酸乙酯重结晶，得芦荟大黄素橙色结晶。

5. 大黄酚和大黄素甲醚的分离：向分离芦荟大黄素后的氯仿溶液中，加入 2％氢氧化钠水溶液振摇萃取至碱水层近无色为止（3～4 次），合并氢氧化钠萃取液于烧杯中，用盐酸调 pH2～3，析出沉淀，静置。过滤，沉淀用蒸馏水洗至近中性，低温干燥，得大黄酚和大黄素甲醚。

6. 蒽醌类成分的检识

（1）碱液试验：分别取上述分离所得各蒽醌化合物结晶少许，置试管中加 1mL 乙醇溶解，加数滴 10％氢氧化钾试剂振摇，溶液应呈红色。

（2）醋酸镁试验：分别取上述分离所得各蒽醌化合物结晶少许，置试管中，加 1mL 乙醇溶解，加数滴 1％醋酸镁甲醇试剂，应产生橙、红、紫等颜色。

（3）纸色谱检识

支持剂　新华色谱滤纸（中速，18cm×12cm）。

样　品　各蒽醌成分的 1％氯仿溶液。

对照品　①1％大黄酸标准品氯仿溶液。

　　　　②1％大黄素标准品氯仿溶液。

　　　　③1％芦荟大黄素标准品氯仿溶液。

展开剂　甲苯。

显色剂　0.5％醋酸镁甲醇溶液。

【实验说明及注意事项】

1. 大黄饮片用 20％硫酸加热回流，目的是使原料中的蒽醌苷被水解为游离蒽醌，增加氯仿提取液中游离蒽醌类成分的量。

2. 酸水解后的滤渣务必用水洗至中性后，再于 70℃ 左右干燥。以免滤渣干燥过程中过分炭化。

3. 含游离蒽醌氯仿提取液，在分离各成分之前，应先用水洗两次，以去除残留的酸。

4. 用各缓冲液萃取时，采用一次性加入的方法，并长时间缓慢振摇，使两相互不相溶的液体充分接触，分离效果较好。实验证明，如将缓冲液分多次萃取，效果不理想。

＊ 实验六　虎杖中大黄素的提取、分离与检识

【目的要求】

1. 能熟练地掌握从虎杖中提取分离蒽醌类化合物的方法。

2. 能运用 pH 梯度萃取法分离酸性强弱不同的成分。

3. 学习采用色谱法检识蒽醌类成分。

【实验原理】

虎杖中含有的羟基蒽醌类化合物以大黄素含量最高，《药典》规定大黄素不得少于1.5％，其次含有大黄素甲醚，另外尚含有少量大黄酚及大黄素、大黄素甲醚的 8-β-D-葡萄糖苷。

本实验是根据虎杖中的蒽醌类成分能溶于乙醇的性质，采用乙醇提取，又利用游离蒽醌类可溶于热的含水氯仿的性质，将乙醇提取物以含水氯仿加热回流，使游离蒽醌与蒽醌苷及其它极性较大的醇溶性杂质分离。羟基蒽醌类化合物酸性强弱不同，故可以采用 pH 梯度萃取法进行分离。

【实验内容】

1. 游离蒽醌的提取：取虎杖粗粉 50g，加 95％乙醇 250mL 加热回流 1 小时，过滤，药渣再加 200mL 乙醇回流 30 分钟，过滤，合并两次滤液，回收乙醇至无醇味，加入含水氯仿50mL 加热回流提取数分钟，倾出氯仿，反复提取 4～5 次，合并提取液，用水 50mL 分两次在分液漏斗中振摇洗涤，分取氯仿层回收至约 10mL，趁热倾入一小锥形瓶中，放置析晶，抽滤，得橙黄色总游离蒽醌。

2. 大黄素的分离：将总蒽醌加 100mL 乙醚溶解，在分液漏斗中加 5％碳酸钠溶液振摇萃取数次（每次约 20mL～30mL），至萃取液颜色较淡为止。合并萃取液，加盐酸至酸性，析出大黄素沉淀，抽滤，水洗，再以冷丙酮洗。所得固体用醋酸或苯重结晶，即得。

3. 大黄素的检识

（1）碱液试验：取大黄素结晶少许，置试管中，加 1mL 乙醇溶解，加数滴 10％氢氧化钾试剂振摇，溶液应呈红色。

（2）醋酸镁试验：取大黄素结晶少许，置试管中，加 1mL 乙醇溶解，加数滴 1％醋酸镁甲醇试剂，应产生橙、红、紫等颜色。

（3）薄层色谱检识

吸附剂　硅胶-CMC 薄层板。

样　品　大黄素乙醇溶液（自制样品）。

对照品　大黄素、大黄素甲醚乙醇溶液（标准品）。

展开剂　苯-乙酸乙酯（8∶2）或苯-乙醇（8∶2）。

显色剂　观察荧光或氨熏。

【实验说明及注意事项】

1. 本提取法提出的为虎杖中存在的游离蒽醌类化合物，而蒽醌苷因不溶于氯仿故未被提出。如需提高游离羟基蒽醌的收得率，可以在提取过程中采用水解和提取相结合的方法，如在乙醇提取液回收醇后，加 20％硫酸适量，加热回流煮沸，使其水解，水解结束后加碱中和酸，再用氯仿提取。也可将药材粗粉和 20％硫酸、苯一起加热回流，使水解物直接溶解于苯中，回收苯后得总游离蒽醌。

2. 采用 pH 梯度萃取法分离大黄素时，碳酸钠溶液提取次数不宜太多，否则会带入少量的大黄素甲醚。

实验七 八角茴香油的提取与检识

【目的要求】

1. 掌握挥发油的水蒸气蒸馏提取法，学会利用挥发油含量测定器提取药材中挥发油并测定含量的操作方法。

2. 掌握挥发油的一般检识及挥发油中结晶性成分的分离方法。

3. 熟悉挥发油的化学组成和薄层点滴定性检识方法。

4. 了解挥发油单向二次展开和双向展开薄层色谱检识法。

【实验原理】

八角茴香为木兰科植物八角茴香 *Illicium verum* Hook. f. 的干燥成熟果实。内含挥发油约 5%。主要成分是茴香脑，约为总挥发油的 80%~90%。此外，尚有少量甲基胡椒粉、茴香醛、茴香酸等。茴香脑（$C_{10}H_{12}O$）为白色结晶，熔点 21.4℃，沸点 235℃。溶于苯、乙酸乙酯、丙酮、二硫化碳及石油醚，与乙醚、氯仿混溶，几乎不溶于水。甲基胡椒酚（$C_{10}H_{12}O$）为无色液体，沸点 215℃~216℃。茴香醛（$C_8H_8O_2$）有两种状态：棱晶的熔点 36.3℃，沸点 236℃；液态的熔点 0℃，沸点 248℃。茴香酸（$C_8H_8O_3$）为针状或棱柱状体，熔点 184℃，沸点 275℃~280℃。

本实验是根据挥发油具有挥发性，能随水蒸气一同蒸出的性质而采用水蒸气蒸馏法提取。挥发油的组成成分较复杂，常含有烷烃、烯烃、醇、酚、醛、酮、酸、醚等。由于各类化合物都具有其特征官能团，因此可以用一些检出试剂在薄层板上进行点滴试验，从而了解挥发油各组分化合物的类型。

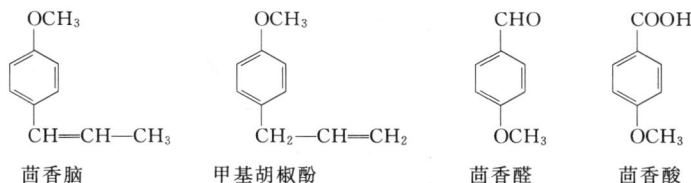

茴香脑　　　　　甲基胡椒酚　　　　　茴香醛　　　茴香酸

挥发油各组分的极性互不相同，不含氧的烃类和萜类化合物极性较小，在薄层上可以被石油醚较好地展开；而含氧的烃类和萜类化合物极性较大，不易被石油醚展开，但可被石油醚与乙酸乙酯的混合液较好地展开。为了使挥发油中各组分能在一块薄层板上较好地分离，可采用单向二次展开色谱法或双向展开色谱法。

单向二次展开，是先用极性稍大的展开剂进行第一次展开，当展开剂展至薄层板中部时，取出，立即挥去展开剂。此时挥发油中极性较大的成分已被展开分离，极性小的成分被推至展开剂前沿，将薄层板改换极性小的展开剂作第二次展开，待展至终端，则极性小的成分在较小极性的展开剂中也得到很好的分离，从而达到在一块薄层板上完成极性大小不同的多种成分分离的目的。

双向展开的基本原理与单向二次展开相同，是用一块方形薄层板进行层析，第一次展开和第二次展开的方向互为 90°角，即用第一种展开剂先展开后，挥尽展开剂，将薄层板调转 90°角，用第二种展开剂再展开一次，可使挥发油中的各成分得到较好分离。

【实验内容】

1. 八角茴香油的提取：取八角茴香50g，捣碎，置烧瓶中，加适量水浸泡湿润，按一般水蒸气蒸馏法进行蒸馏（见第二章）。也可将捣碎的八角茴香置于挥发油测定器的烧瓶中，加蒸馏水 500ml 与玻璃珠数粒，振摇混合后，连接挥发油测定器与回流冷凝管。自冷凝管上端加水使充满挥发油测定器的刻度部分，并使溢流入烧瓶时为止。缓缓加热至沸，至测定器中油量不再增加，停止加热，放冷，分取油层。

2. 分离固体成分：将所得的八角茴香油置冰箱中冷却 1 小时，即有白色结晶析出，趁冷过滤，压干。结晶主要为茴香脑，滤液为析出茴香脑后的八角茴香油。

3. 八角茴香油的检识

（1）油斑试验：取八角茴香油一滴，点于滤纸片上，常温放置（或加热烘烤），观察油斑是否消失。

（2）薄层点滴反应：取硅胶 G 薄层板（8cm×12cm）1 块，用铅笔按下表画线。将各种挥发油样品用 5～10 倍量乙醇稀释后，用毛细管分别滴加于每排小方格中（每横只点一种挥发油），再将各种试剂用滴管分别滴于相应竖排的各挥发油样品斑点上（每竖排只点一种试剂），观察颜色变化。初步推测该挥发油可能含有成分的类型。

挥发油薄层点滴反应

样 品	试 剂					
	1	2	3	4	5	6
八角茴香油						
柠 檬 油						
桂 皮 油						
松 节 油						
丁 香 油						
桉 叶 油						
薄 荷 油						
樟 脑 油						
空白对照（乙醇）						

试剂：1. 三氯化铁试剂；2. 溴甲酚绿试剂；3. 2,4-二硝基苯肼试剂；4. 氨性硝酸银试剂；5. 香草醛-60%硫酸试剂；6. 碱性高锰酸钾试剂

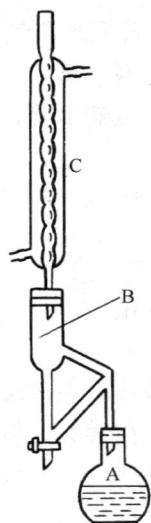

挥发油测定装置

A. 硬质圆底烧瓶

B. 挥发油测定器　C. 冷凝管

（3）单向二次展开薄层检识：取一块 6cm×15cm 的硅胶 CMC-Na 薄层板，在距底边 1.5cm 及 8cm 处分别用铅笔画起始线和中线。将 2～3 种挥发油（如八角茴香油和薄荷挥发

油等）分别溶于丙酮，用毛细管点于起始线上，用石油醚（30℃～60℃）-乙酸乙酯（85：15）为展开剂展开至薄层板的中线处，取出，挥去展开剂后，再用石油醚（30℃～60℃）展开至终端时取出，挥去溶剂，用香草醛－浓硫酸显色剂显色，观察斑点的数量、位置及颜色，推测每种挥发油中可能含有的化学成分数量和类型。

（4）**双向展开**：取 10cm×10cm 硅胶 CMC-Na 薄层板一块，沿起始线的右侧 1.5 cm 处点样（只点一个原点）。先在石油醚中做第一方向展开，待展至终端时，取出薄层板，晾干。再将薄层板调转 90°角，置于石油醚（30℃～60℃）-乙酸乙酯（85：15）的展开剂中做第二方向展开，展至终端时，取出薄层板，挥去展开剂，同上法显色，根据结果分析挥发油组成情况。

【实验说明及注意事项】

1. 通过观察馏出液的混浊度来判断挥发油是否已提取完全。最初的馏出液中含油量较多，混浊度明显，随着馏出液中含油量的减少，混浊度也随之降低，至馏出液变为澄清甚至无挥发油气味时，就可停止蒸馏。如果是用挥发油测定器，判断的标志是刻度管中的油量不再增加为止。

2. 提取完毕，须待油水完全分层后，再将油放出，注意尽量避免带出水分。

3. 在做单向二次或双向展开色谱时，在第一次展开后，应将展开剂完全挥去，再进行第二次展开，否则将影响第二次展开剂的极性，从而影响分离效果。挥发油易挥发逸失，因此进行色谱检识时，操作应及时，不宜久放。

4. 喷雾香草醛－浓硫酸显色剂时，应于通风橱内进行。

【思考与练习】

1. 从八角茴香中提取分离茴香脑的原理是什么？

2. 利用点滴反应检识挥发油的组成优点是什么？单向二次展开薄层色谱法有什么优点？

3. 单向二次展开薄层色谱法检识挥发油中各成分时，为什么第一次展开所用的展开剂极性最好大于第二次展开所用的展开剂的极性？

*实验八 丁香中挥发油的提取、分离与检识

【目的要求】

1. 学会应用挥发油含量测定器提取药材中挥发油并测定含量的操作方法。

2. 掌握挥发油的一般化学检识及薄层色谱检识方法。

3. 熟悉挥发油中酸性成分的分离方法。

【实验原理】

丁香为桃金娘科植物 *Eugenia caryophyllata* Thunb. 的干燥花蕾，能温中降逆、补肾助阳。用于脾胃虚寒，呃逆呕吐，食少吐泻，心腹冷痛，肾虚阳痿。

本品含挥发油 16%～19%，为无色或淡黄色液体，熔点为-9.2℃～-9.1℃。几乎不溶于水，与乙醇、氯仿、乙醚及油可混溶。挥发油的主要成分为丁香酚（80%～87%），还含有

β-石竹烯（即丁香烯，9％）、乙酰丁香酚（7.33％）及少量的其它成分。药理实验证明，丁香挥发油具有抑菌、健胃、麻醉、降压、呼吸抑制与抗惊厥等作用。

　　本实验是根据挥发油具有挥发性，能随水蒸气一同蒸出的性质而采用水蒸气蒸馏法提取。利用丁香酚为苯丙素类衍生物，具有酚羟基，遇到氢氧化钠水溶液即转为钠盐而溶解，酸化时又可游离的性质可将丁香酚从挥发油中分离出来。并利用其可与三氯化铁试剂发生反应的性质进行检识，还可与丁香油共薄层，进行薄层色谱检识。

丁香酚　　　　　　　丁香酚钠

【实验内容】

　　1. 丁香油的提取：取丁香 50g，捣碎，置烧瓶中，加适量水浸泡湿润，按一般水蒸气蒸馏法进行蒸馏（见前）。也可将捣碎的丁香置于挥发油测定器的烧瓶中，加蒸馏水 300mL 与玻璃珠数粒，连接挥发油测定器。自测定器上端加水使充满刻度部分，并溢流入烧瓶时为止，再用移液管加入二甲苯 1mL。然后连接回流冷凝管。将烧瓶内容物加热至沸腾，并继续蒸馏，其速度以保持冷凝管的中部呈冷却状态为度。30 分钟后，停止加热，放置 15 分钟以上，读取二甲苯的容积。然后照实验七的【实验内容】1. 项下自"取八角茴香 50g"起，依法测定，从油层量中减去二甲苯量，即为挥发油量，再计算丁香中挥发油的含量。

　　2. 丁香酚的分离：将所得的丁香油置于分液漏斗中，加 10％NaOH 溶液 80mL 提取，并加 150mL 蒸馏水稀释，分取下层水溶液，用 10％HCl 酸化至丁香酚呈油状液体，分取油层后用无水 Na_2SO_4 脱水，得纯品丁香酚。

　　3. 检识：取少许丁香酚置于试管中，加 1mL 乙醇溶解后，加 $FeCl_3$ 试剂 2～3 滴，显蓝色。

　　4. 薄层色谱检识：将提得的丁香油用乙醚配制成每 1mL 含 0.02 mL 丁香油的供试品溶液，另取丁香酚对照品，加乙醚制成每 1mL 含 16μL 的对照品溶液，吸取上述两种溶液各 5μL，分别点于同一硅胶 G 薄层板上，以石油醚（60℃～90℃）-乙酸乙酯（9：1）为展开剂，展开。取出，晾干，喷以 5％香草醛硫酸溶液，在 105℃加热至斑点显色清晰，供试品色谱中，在与对照品色谱相应的位置上，显相同颜色的斑点。

【实验说明及注意事项】

　　1. 以测定器中挥发油量不再增加，作为判断是否提取完全的标准。

　　2. 挥发油含量测定装置一般分两种，一种为适用于相对密度小于 1.0 的挥发油，另一种用于测定相对密度大于 1.0 的挥发油。《药典》规定，测定相对密度大于 1.0 的挥发油，也可在相对密度小于 1.0 的测定器中进行，关键是在加热前，预先加入 1mL 二甲苯于测定器内，然后再进行水蒸气蒸馏，使蒸出的相对密度大于 1.0 的挥发油溶于二甲苯中。由于二甲苯的相对密度为 0.897，一般能使挥发油与二甲苯的混合溶液浮于水面，在计算挥发油的含量时，扣除加入二甲苯的体积即可。

【思考与练习】

1. 从丁香中提取分离丁香酚的原理是什么？

2. 除可利用水蒸气蒸馏法提取挥发油外，还可采用什么方法提取挥发油？原理是什么？

* 实验九　中药化学成分预试验

【目的要求】

1. 掌握中药化学成分预试验的基本方法、原理及操作。

2. 熟悉预试验检出结果的判断。

【实验原理】

中药中所含的化学成分很多，在提取某种有效成分之前，可通过简单的预试验，初步了解中药中可能含有哪些类型的化学成分，以选用适当方法对有效成分进行提取、分离。

预试验一般分为两类：系统预试验和简单预试验。预试验的基本原理是利用中药中各类化学成分在不同溶剂中溶解度不同，分成数个部分，如水溶性、醇溶性及石油醚溶性等部分，再进行各种定性反应。各成分的检识反应可在试管或滤纸片上进行，也可用色谱法，根据反应现象进行分析判断，以了解样品中可能含有哪些类型的化学成分。

【实验内容】

（一）水溶性成分供试液的制备、检识

取中药粗粉 5g，加 50mL 蒸馏水，浸泡过滤，或于 50℃～60℃水浴中加热 1 小时，过滤，滤液供检查下列各类成分：

1. 糖、多糖和苷类化合物

（1）莫立许反应：取供试液 1mL，加入 10%α-萘酚乙醇试剂 1～2 滴摇匀，沿管壁滴加浓硫酸 0.5mL，分成两层。如在两层交界面出现紫色环，表明含有糖、多糖或苷类。

（2）费林反应：取供试液 1mL，加新配制的费林试剂 4～5 滴，在沸水浴中加热数分钟，如产生砖红色氧化亚铜沉淀，表明含有还原糖。

将上述溶液中沉淀过滤除去，滤液加 10%盐酸溶液 1mL，置沸水浴上加热水解数分钟，放冷后，再以 10%氢氧化钠溶液调 pH 至中性，重复以上费林反应，如又产生砖红色沉淀，表明可能含有多糖或苷类。

2. 氨基酸、多肽和蛋白质类化合物

（1）茚三酮反应：取供试液点于滤纸片上，喷洒茚三酮试剂后，热风吹数分钟，如呈紫红色或蓝色斑点，表明可能含有氨基酸、多肽、蛋白质。

（2）双缩脲反应：取供试液 1mL，加 10%氢氧化钠液 1 滴，摇匀，再加 0.5%硫酸铜溶液，边加边摇匀，如溶液呈现紫色、红色或紫蓝色，表明可能含有多肽或蛋白质。

3. 鞣质类化合物

（1）明胶-氯化钠反应：取供试液 1mL，加明胶-氯化钠试剂 1～2 滴，如产生白色浑浊

或沉淀，表明可能含有鞣质。

（2）咖啡碱反应：取供试液 1 mL，加 0.1％的咖啡碱溶液数滴，如产生棕色沉淀，表明可能含有鞣质。

4. 有机酸类化合物

（1）pH 试纸反应：取供试液 1 mL，以 pH 试纸测试，如呈酸性，表明可能含有有机酸或酚性成分。

（2）溴酚蓝反应：取供试液点于滤纸片上，喷洒 0.1％溴酚蓝试剂的 70％乙醇溶液，如在蓝色背景上产生黄色斑点，表明可能含有有机酸。如显色不明显，可再喷洒氨水，然后暴露于盐酸蒸气中，背景逐渐由蓝色变成黄色，而有机酸的斑点仍为蓝色。

5. 皂苷类化合物

（1）泡沫反应：取供试液 2mL 置试管中，剧烈振摇 2 分钟，如产生大量持久性泡沫，再把溶液加热至沸或加入乙醇，再振摇，如仍能产生大量持久性泡沫，表明可能含有皂苷。

（2）溶血反应：取供试液滴于滤纸片上，干燥后，滴一滴 2％红血球试液，数分钟后，如在红色背景中出现白色或淡黄色斑点，表明可能含有皂苷。本实验也可在试管中进行。

（二）醇溶性成分供试液的制备、检识

取中药粗粉 10g，加 100mL 乙醇，沸水浴上回流提取 1 小时，过滤。滤液回收乙醇至无醇味，取 1/2 量浓缩液，加乙醇 10mL 溶解，供甲项反应。剩余的浓缩液加 5％盐酸 10mL，充分搅拌，过滤，滤液部分供乙项反应。酸水不溶部分，加乙酸乙酯 10mL 溶解，乙酸乙酯液用 5％氢氧化钠溶液振摇洗涤 2 次（每次 2～3mL），弃去碱水层。乙酸乙酯层再用蒸馏水洗 1～2 次，至水洗液呈中性，弃去水洗液，置水浴上蒸发除去乙酸乙酯，残留物用乙醇 15mL 溶解，供丙项反应。

1. 甲项检识

（1）鞣质：同水溶性成分检识。

（2）有机酸类化合物：同水溶性成分检识。

（3）黄酮类化合物

① 盐酸-镁粉反应：取供试液 1mL，加镁粉适量，摇匀，滴加浓盐酸 2～5 滴，即产生剧烈反应，如溶液呈红色或紫红色，表明可能含有黄酮类。

② 三氯化铝反应：取供试液点于滤纸片上，晾干，喷雾三氯化铝试剂，干燥后，斑点呈鲜黄色，如在紫外灯下观察，斑点有明显的黄绿色荧光，表明可能含有黄酮类。

③ 氨熏反应：取供试液滴于滤纸片上或硅胶薄板上，置氨气中熏片刻，斑点呈亮黄色，在紫外灯下观察，斑点呈黄色荧光，表明可能含有黄酮类。

（4）蒽醌类化合物

① 碱液反应：取供试液 1mL，加 10％苛性碱试剂呈红色，如加酸使成酸性，则红色褪去，表明可能含有蒽醌类。

② 醋酸镁反应：取供试液 1mL，加 1％醋酸镁醇溶液数滴，如溶液呈橙红色、紫色等颜色，表明可能含有蒽醌类。

（5）甾体和三萜类化合物

① 醋酐-浓硫酸反应：取供试液 1mL，置蒸发皿中水浴蒸干，加冰醋酸 1mL 使残渣溶解，再加醋酐 1mL，最后加浓硫酸 1 滴，如溶液颜色由黄→红→紫→蓝→墨绿，表明可能含有甾体类成分。如溶液最终呈现蓝色，表明含有三萜类成分。

② 氯仿-浓硫酸反应：取供试液 1mL，置蒸发皿中水浴蒸干，加氯仿 1mL 使残渣溶解，将氯仿液转入试管内，加浓硫酸 1mL 使其分层，如氯仿层显红色或青色，硫酸层有绿色荧光，表明可能含有甾体或三萜。

2. 乙项检识

生物碱类化合物

（1）碘化铋钾反应：取供试液 1mL，加碘化铋钾试剂 1～2 滴，如立即有橘红色沉淀产生，表明可能含有生物碱。

（2）碘-碘化钾反应：取供试液 1mL，加入碘－碘化钾试剂 2～3 滴，如产生褐色或暗褐色沉淀，表明可能含有生物碱。

（3）碘化汞钾反应：取供试液 1mL，加碘化汞钾试剂 1～2 滴，如有白色沉淀产生，表明可能含有生物碱。

（4）硅钨酸反应：取供试液 1mL，加硅钨酸试剂 1～2 滴，如产生黄色沉淀或结晶，表明可能含有生物碱。

3. 丙项检识

（1）强心苷类化合物

① 间-二硝基苯反应：取供试液 1mL，加间-二硝基苯试剂数滴，摇匀后再加 20％氢氧化钠数滴，如产生紫红色，表明可能含有强心苷类。

② 碱性苦味酸反应：取供试液 1mL，加碱性苦味酸试剂数滴，如溶液即刻或 15 分钟显红色或橙红色，表明可能含有强心苷类。

③ 冰醋酸-三氯化铁反应：取供试液 1mL，水浴蒸干，残留物以冰醋酸-三氯化铁试剂 0.5mL 溶解后置试管内，沿管壁加入浓硫酸 1mL，使分成两层，如上层为蓝绿色，界面处为紫色或红色环，表明可能含有 2,6-去氧糖的强心苷类。

④ 咕吨氢醇反应：取供试液 1mL，水浴蒸干，加咕吨氢醇试剂，置水浴加热 2 分钟，如溶液显红色，表明可能含有 2,6-去氧糖的强心苷类。

（2）香豆素、内酯类化合物

① 异羟肟酸铁反应：取供试液 1mL，加 7％盐酸羟胺醇溶液及 10％氢氧化钠溶液各 2～3 滴，置沸水浴上加热数分钟至反应完全，放冷，加 1％盐酸调 pH3～4，再加 1％三氯化铁试剂 1～2 滴，如溶液为红色或紫红色，表明可能含有香豆素或萜类内酯。

② 开环-闭环反应：取供试液 1mL，加 1％氢氧化钠溶液 2～3 滴，于沸水浴上加热 3～4 分钟，得澄清溶液，再加 2％盐酸溶液 3～5 滴使溶液酸化，如溶液变为混浊，表明可能含有内酯类化合物。

③ 荧光反应：取供试液点于滤纸片上，晾干，在日光或紫外灯下观察，如呈天蓝色荧光，喷雾 1％氢氧化钠后，荧光加强，表明可能含有香豆素类。

（三）醚溶性成分供试液的制备、检识

取中药粗粉 2g，加石油醚 10mL，浸渍 2～3 小时，过滤，滤液供检查下列各类成分：

1. 甾体、三萜类化合物：同醇溶性成分甲项检识。

2. 挥发油、油脂类成分

（1）油斑反应：取供试液点于滤纸片上，室温挥去溶剂后，滤纸片上如留有油斑，表明可能含有油脂或挥发油，若稍加热，油斑消失或减少，表明可能含有挥发油，如油斑无变化，表明可能含有脂肪油。

（2）香草醛-浓硫酸反应：取供试液滴于薄层板上，挥去石油醚，喷洒香草醛-浓硫酸试剂，如产生红、蓝、紫等颜色，表明可能含有挥发油、萜类和甾醇。

（四）中药粗粉中氰苷类成分的检识

1. 苦味酸钠反应：取样品 0.5g，用前捣碎，放入试管中，加蒸馏水数滴使湿润，试管中悬挂一条潮湿的苦味酸钠试纸（试纸不得接触试管下部样品），用胶塞密封，将试管放于 50℃～60℃水浴中加热 15～30 分钟，如试纸由黄色变为砖红色，表明可能含有氰苷。

2. 普鲁士蓝反应：取样品 0.5g，用前捣碎，放入试管中，加蒸馏水使湿润，立即用滤纸将试管口包紧，在管口的滤纸上滴一滴 10%氢氧化钾溶液，于 50℃～60℃水浴中加热 15～30 分钟，在滤纸上分别滴 10%硫酸亚铁试剂、10%盐酸溶液、5%三氯化铁试剂各 1 滴，如滤纸显蓝色，表明可能含有氰苷。

【实验说明及注意事项】

1. 预试验反应完成后，首先对反应结果明显的成分进行分析判断，作初步结论。而对某些反应结果不十分明显的不可轻易下结论，可进一步浓缩处理供试液，再进行检识或另选一些试剂进行检识，必要时配合色谱检查。

2. 判断分析反应结果时，应综合考虑，例如异羟肟酸铁反应为阳性的有酯、内酯、香豆素类化合物，要配合香豆素的特有反应，将香豆素与其它酯类化合物进行区别。

3. 预试验结果一般只能提供可能含有哪些类型的化学成分，据此设计提取分离的方法，通过对提取分离得到的成分进一步检识，才能确定该药材中含哪些成分。

【思考与练习】

1. 中药化学成分预试验有何实际意义？在判断预试验结果时应注意哪些问题？

2. 怎样才能提高预试验的准确性和灵敏度？在具体操作中应注意哪些问题？

附　录

一、生物碱检识试剂

1. 碘化铋钾试剂
取碱式硝酸铋 0.85g，加冰醋酸 10mL 与水 40mL 溶解后，加 40％碘化钾溶液 20mL，摇匀。

2. 改良碘化铋钾试剂
取碘化铋钾试剂 1mL，加醋酸 2mL，加水 10mL 混合即得。

3. 碘化汞钾试剂
氯化汞 1.36g 和碘化钾 5g 各溶于 20mL 水中，两液混合后加水稀释至 100mL。

4. 碘-碘化钾试剂
1g 碘和 10g 碘化钾，溶于 50mL 水中，加热，加 2mL 醋酸，再用水稀释至 100mL。

5. 硅钨酸试剂
5g 硅钨酸溶于 100mL 水中，加稀盐酸调至 pH2 左右。

二、糖类检识试剂

1. 费林试剂
甲液：结晶硫酸铜 6.93g，溶于 100mL 水中。
乙液：酒石酸钾钠 34.6g 及氢氧化钠 10g，溶于 100mL 水中。
使用时，甲、乙两液等体积混合。

2. α-萘酚-浓硫酸试剂
甲液：α-萘酚 1g，溶于 10mL 乙醇中。
乙液：浓硫酸。
使用时分别加入两液。

3. 托伦试剂
硝酸银 1g，加水 20mL 溶解，向其中小心滴加适量氨水，随加随搅拌，至开始产生的沉淀将近全溶为止，过滤。

三、苷类检识试剂

（一）黄酮类检识试剂

1. 盐酸-镁粉试剂
浓盐酸和镁粉。

2. 三氯化铝试剂

2%三氯化铝乙醇或甲醇溶液或 5%三氯化铝水溶液。

3. 醋酸镁试剂

0.5%醋酸镁甲醇溶液。

4. 氢氧化钾试剂

10%氢氧化钾水溶液。

5. 锆-柠檬酸试剂

甲液：5%二氯氧锆甲醇溶液。

乙液：2%柠檬酸甲醇溶液。

使用时分别加入甲液及乙液。

（二）蒽醌类检识试剂

1. 醋酸镁试剂

见黄酮类检识试剂。

2. 氢氧化钾试剂

见黄酮类检识试剂。

3. 对-亚硝基二甲基苯胺试剂

0.1%对-亚硝基二甲基苯胺的吡啶溶液。

（三）香豆素类、内酯类检识试剂

1. 内酯环的开环和闭环试剂

甲液：1%氢氧化钠溶液。

乙液：2%盐酸溶液。

2. 异羟肟酸铁反应试剂

甲液：新鲜配制的 7%盐酸羟胺甲醇溶液。

乙液：10%氢氧化钠甲醇溶液。

丙液：1g 三氯化铁溶于 1%盐酸 100mL 中。

使用时按甲、乙、丙三液顺序滴加。作显色剂时将甲、乙两液按 1∶2 比例混合，过滤，用滤液喷洒，再喷丙液。

（四）强心苷类检识试剂

1. 冰醋酸-三氯化铁试剂

甲液：1%三氯化铁水溶液 0.5mL，加冰醋酸至 100mL。

乙液：浓硫酸。

使用时分别加入两液。

2. 呫吨氢醇冰醋酸试剂

呫吨氢醇 10mg 溶于含有 1%盐酸的冰醋酸 100mL 中。

3. 醋酐-浓硫酸试剂

甲液：醋酐。

乙液：浓硫酸。

样品蒸干，溶于醋酐，沿试管壁小心加入浓硫酸。

4. 氯仿-浓硫酸试剂

甲液：氯仿。

乙液：浓硫酸。

5. 碱性苦味酸试剂

甲液：3.6％苦味酸甲醇溶液。

乙液：1％氢氧化钠溶液。

使用时将甲、乙两液以 10∶1 混合。

6. 间-二硝基苯试剂

甲液：2％间-二硝基苯乙醇液。

乙液：14％氢氧化钾乙醇液。

（五）皂苷类检识试剂

红细胞悬浮液（溶血试验试剂）

取新鲜兔血（静脉取血）适量，用洁净竹签迅速搅拌去除纤维蛋白，离心分离红细胞，并用生理盐水反复洗涤离心至上清液无色，量取沉降的红细胞，用生理盐水配成 2％悬浮液，贮藏于冰箱内备用（可贮存 2～3 天）。

（六）氰苷类检识试剂

1. 苦味酸钠试剂

取适当大小的滤纸条，浸入苦味酸饱和水溶液中，浸透后取出，晾干。再浸入 10％碳酸钠水溶液内，迅速取出，晾干即得。

2. 普鲁士蓝反应试剂

甲液：10％氢氧化钾水溶液。

乙液：10％硫酸亚铁水溶液（用前配制）。

丙液：10％盐酸水溶液。

丁液：5％三氯化铁水溶液。

四、氨基酸、蛋白质检识试剂

1. 茚三酮试剂

0.2g 茚三酮溶于 100mL 乙醇（或丙酮）中；或 0.3g 茚三酮溶于 100mL 正丁醇后，加入 3ml 醋酸。

2. 双缩脲试剂

甲液：1％硫酸铜水溶液。

乙液：40％氢氧化钠水溶液。

五、有机酸检识试剂

1. 溴酚蓝试剂
0.5％的溴酚蓝乙醇溶液。

2. 溴甲酚绿试剂
0.3％的溴甲酚绿乙醇溶液。

六、鞣质检识试剂

1. 氯化钠-明胶试剂
白明胶 1g 与氯化钠 10g，加水 100mL，置不超过 60℃的水浴上微热使溶解。本液应临用前新鲜配制。试剂不能过量，否则生成的沉淀可再溶解。

2. 咖啡碱等生物碱试剂
0.1％咖啡碱水溶液。

七、挥发油检识试剂

1. 香草醛-浓硫酸试剂
1％香草醛浓硫酸或 0.5g 香草醛溶于 100mL 硫酸-乙醇（4∶1）混合液中。

2. 2,4-二硝基苯肼试剂
0.2％2,4-二硝基苯肼 2mol/L 盐酸溶液或 0.5％2,4-二硝基苯肼甲醇溶液，并加 1mL25％盐酸。

3. 碱性高锰酸钾试剂
甲液：1％高锰酸钾水溶液。
乙液：5％碳酸钠水溶液。
使用时甲、乙两液等量混合。用于检识还原性物质。